Bibliothèque Médicale
Charcot-Debove

Dr E. Ozenne

Les Hémorroïdes

BIBLIOTHÈQUE MÉDICALE

PUBLIÉE SOUS LA DIRECTION

DE MM.

J.-M. CHARCOT
Professeur à la Faculté de médecine
de Paris,
membre de l'Institut.

G.-M. DEBOVE
Professeur à la Faculté de médecine
de Paris,
médecin de l'hôpital Andral.

BIBLIOTHÈQUE MÉDICALE
CHARCOT-DEBOVE

LES
HÉMORROÏDES

PAR

LE Dʳ E. OZENNE

ANCIEN INTERNE DES HÔPITAUX

CHIRURGIEN-ADJOINT DE SAINT-LAZARE

PARIS

RUEFF ET Cⁱᵉ, ÉDITEURS

106, BOULEVARD SAINT-GERMAIN, 106

AVANT-PROPOS

Jadis on ignorait ce qu'étaient les hémorroïdes. Aujourd'hui on en connaît la véritable nature : c'est une phlébite chronique.

Jadis on osait à peine y toucher ; l'infection purulente guettait à la porte. Aujourd'hui on peut sans danger en faire l'extirpation ; l'antisepsie garantit le succès opératoire.

Telles sont, en deux mots, les principales phases de l'évolution anatomique et thérapeutique de cette maladie, dont nous nous sommes efforcé, dans ce volume, d'exposer l'histoire aussi exactement que possible.

Novembre 1892.

PREMIÈRE PARTIE

CHAPITRE PREMIER

DÉFINITION
NOTIONS HISTORIQUES : TROIS PÉRIODES

S'il n'était superflu de rappeler qu'en pathologie les définitions ne répondent pas toujours au but qu'elles devraient atteindre, l'application du mot « hémorroïdes » à l'affection, ainsi désignée depuis de nombreux siècles, en serait un exemple.

D'après son étymologie, le mot hémorroïdes (de αἷμα, sang et ῥέω, je coule) est synonyme d'écoulement de sang, d'hémorragie.

Telle fut, en effet, la pensée des Anciens, qui ne l'appliquèrent d'abord qu'au flux sanguin, provenant de la région ano-rectale et qui, plus tard, comprirent sous cette expression certaines hémorragies, issues de la vessie, de l'utérus, de la bouche, etc. De cette généralisation devait bientôt naître dans l'esprit des amis de la nosologie la conception de la diathèse hémorroïdaire.

Aujourd'hui l'acception du terme hémorroïde, mot que l'usage a consacré et que nous conserverons, bien qu'il n'exprime qu'une modalité de la maladie en question, a subi une restriction universellement admise.

L'hémorroïde, c'est la varice ano-rectale : aussi, quoique certaine obscurité règne encore sur la pathogénie intime du flux sanguin, on peut ainsi définir les hémorroïdes :

Les hémorroïdes sont des tumeurs variqueuses veineuses de la région ano-rectale, susceptibles de donner naissance à des hémorragies spontanées et spéciales.

NOTIONS HISTORIQUES

En prenant connaissance des nombreux écrits qui, dès les temps les plus reculés jusqu'à nos jours, constituent la riche bibliographie de cette affection, on acquiert la conviction que les médecins se sont toujours vivement préoccupés de ce sujet, bien digne d'intérêt au double point de vue scientifique et thérapeutique.

Un historique complet en fournirait aisément la preuve et, de plus, il démontrerait que si, à une époque déjà éloignée, l'observation a conduit à proclamer des vérités incontestables, l'imagination a, de son côté, engendré des doctrines fantaisistes, dont l'influence s'est trop longtemps fait ressentir.

Une semblable étude rétrospective serait bien propre à exciter la curiosité, mais elle n'offrirait une réelle valeur qu'à la condition d'entrer dans des développements fort étendus, ce que ne peut comporter une monographie, telle que nous devons la présenter au lecteur.

En cette occurrence, le clinicien doit se substituer à l'historien ; mais, s'il est en droit de passer sur les détails, il a toutefois intérêt à embrasser dans un coup d'œil général les idées qui ont régné, à diverses époques, sur les hémorroïdes et, en particulier, sur leur pathogénie et sur leur traitement.

Ainsi comprise, cette évolution historique peut être divisée en trois périodes : 1° période ancienne ; 2° période moderne ; 3° période contemporaine.

§ 1. — Période ancienne (depuis Hippocrate jusqu'au xviiie siècle).

Si l'on passe en revue les travaux des médecins de l'antiquité qui, depuis HIPPOCRATE jusqu'au xviiie siècle, nous ont donné une description des hémorroïdes et ont développé leurs idées sur les moyens de les traiter, il s'en dégage deux points : en premier lieu, une juste interprétation anatomique, quoique incomplète, des accidents hémorroïdaires, auxquels, cependant, on accordait une influence faussement salutaire ; en second lieu, une conception particulière de la maladie, dont quelques-uns, à tort, ont fait une entité morbide à multiples localisations, et dont quelques autres ont méconnu la véritable nature anatomique et physiologique, au point de créer une fâcheuse confusion entre des affections différentes, n'ayant de commun que des hémorragies par la voie anale.

De ces deux assertions on trouve la confirmation dans le *Traité des hémorroïdes* d'HIPPOCRATE et dans ses aphorismes, dont la citation suivante, empruntée à RUFUS, peut servir de commentaire :

« Les sécrétions du sang, qui se font par les hémorroïdes (lesquelles sont des tumeurs formées par la dilatation des veines du rectum) guérissent la mélancolie et toute espèce de manie; elles guérissent aussi l'épilepsie, le vertige qui vient de la tête et le crachement de sang. Il ne surviendra non plus ni pleurésie, ni péripneumonie, ni fièvre ardente, ni même autre maladie suraiguë, quand on a des hémorroïdes; il ne se formera pas même d'ulcère malin, ni aucune de ces efflorescences morbides, qui se portent à l'extérieur, comme les lèpres, les lichens et autres aspérités semblables. Mais pourquoi énumérer un à un ces faits, puisqu'il m'est possible de dire en général que les hémorroïdes sont un grand obstacle à la formation des maladies et une solution pour celles qui existent déjà? » (ORIBASE, XLV, 30e édition, Busemaker et Daremberg, 1862.)

De pareilles erreurs, qui établissaient en principe que les hémorroïdes sont des émonctoires salutaires, devaient nécessairement influer sur la conduite thérapeutique et pousser à la temporisation.

C'est ce qui eut lieu, et l'idée s'en est perpétuée avec une telle ténacité qu'actuellement certains esprits la défendent encore dans des circonstances où il y a faute à le faire.

Néanmoins il serait injuste de ne pas signaler ce fait que, dès les temps hippocratiques, on a préconisé la cure des hémorroïdes en conseillant de les attaquer par différents procédés opératoires, soit partiellement, soit en totalité (Ærius).

Faut-il de là en conclure que la pratique des anciens était en contradiction avec les idées providentielles qu'ils accordaient au flux hémorroïdal? Nullement, ce n'était là qu'une contradiction apparente, et, pour justifier cette thérapeutique opposée, il nous semble tout naturel d'invoquer qu'Hippocrate avait en en vue, d'une part, les hémorroïdes symptomatiques bénignes et, d'autre part, les hémorroïdes idiopathiques, à complications graves.

Avec cette notion pathogénique, dont on ne tira pas parti, et avec les idées physiologiques erronées, qui avaient alors cours, il était difficile d'envisager la question thérapeutique d'une façon féconde; aussi les quelques efforts, qui furent tentés en ce sens, n'aboutirent-ils qu'à une ébauche, sur laquelle glissèrent plusieurs siècles, sans lui faire subir le moindre perfectionnement.

Voilà ce que l'on constate dans les écrits des médecins qui ont succédé à Hippocrate, les uns se contentant de reproduire ce qui leur était antérieur, les autres donnant au mot hémorroïde une extension trop grande, qui eut pour résultat de créer une regrettable confusion.

Que l'on consulte, en effet, les traités d'Aris-
tote, de Galien, d'Ætius, d'Oribase, de Celse, de
Paul d'Égine, etc., qu'on lise les œuvres des écri-
vains arabes et même ceux d'Ambroise Paré, on y
voit, au milieu de quelques vérités, les mêmes
erreurs persister et se propager jusqu'au xviiie
siècle.

C'est alors que parurent deux médecins, Stahl
et J.-L. Petit qui, les premiers, tentèrent de combattre les idées hippocratiques.

§ 2. — Période moderne (Stahl, J.-L. Petit, Récamier, Bérard, etc.).

Dans cette nouvelle période, la lutte s'engage
contre le passé, et elle est si vigoureusement
menée que, très rapidement, l'on parvient à faire
adopter une théorie pathogénique des hémorroïdes, qui n'est pas encore tombée en désuétude,
malgré les conséquences thérapeutiques discu-
tables, qui en découlent.

Stahl (1731) en fut le promoteur, et, comme
le prouvent plusieurs de ses dissertations, réunies
plus tard en un volume par Michael Alberti, il
mit une telle ardeur à la défendre que son opinion fut presque unanimement acceptée.

Pour cet auteur, qui n'admet pas les idées

hippocratiques sur la qualité mélancolique ou atrabilaire du sang versé par les hémorroïdes, on doit ainsi interpréter l'évolution de ces hémorragies :

Lorsque le sang se trouve en trop grande quantité dans l'économie, ce liquide afflue et s'amasse dans les veines de l'anus et du rectum; de temps à autre ces vaisseaux se rompent et débarrassent ainsi le corps d'un trop-plein, qui aurait provoqué une pléthore nuisible. Ces notions physiologico-pathologiques entraînèrent STAHL à ces conclusions thérapeutiques : « Il ne faut pas enrayer cet écoulement sanguin, véritable hémorragie salutaire et, dans certains cas, il est utile de le favoriser ou même d'en déterminer l'apparition, quand cela est possible. »

Malgré ces étranges préceptes thérapeutiques, STAHL fit rapidement école et nous retrouvons la reproduction de ses hypothèses dans de nombreux et importants ouvrages, par exemple dans les livres de TRNKA, de STOLL, de CULLEN et dans les monographies de RÉCAMIER, de DELARROQUE (1812) et de MONTÉGRE (1817).

Toutefois il est à remarquer que tous les esprits ne subirent pas aussi passivement l'influence du médecin de Halle, et, parmi ceux que l'étude des hémorroïdes intéressa, il faut citer J.-L. PETIT comme l'un des premiers à émettre quelques justes notions d'anatomie et de physiologie, quoique l'on ait à relever dans ses écrits la confusion qu'il fait entre les hémorroïdes et différentes affections de l'anus.

Nous passerons rapidement sur cette opinion, soutenue par DELARROQUE, RIBES, RICHTER, RÉCAMIER, DELPECH, BÉCLARD, etc., à savoir que les hémorroïdes sont des kystes développés dans le tissu cellulaire sous-cutané ou des tumeurs érectiles, pour signaler les efforts que BOYER, DUPUYTREN, S. COOPER ont faits sur la nécessité de remédier aux inconvénients de la maladie, et pour mentionner, outre une dissertation de JOBERT (de Lamballe) (1828) et la thèse de LEPELLETIER (de la Sarthe) (1834), l'article de BERARD (1837), dans le *Dictionnaire en 30 volumes*, où l'on trouve une bonne étude anatomique de la question.

Malgré les lacunes et les desiderata que renferme cet article, dont l'auteur s'est montré plus physiologiste que clinicien, un progrès sensible va s'effectuer à partir de ce jour et se réaliser dans le sens de l'intervention chirurgicale, que l'on ne craindra plus de proposer tant en France qu'à l'étranger KIRBY (1818), BRODIE (1835), SMITH (1835).

C'est de cette époque que date le début de la

troisième période, période contemporaine, que
nous avons admise en faisant une division, arbi-
traire il est vrai, mais néanmoins justifiée par
les travaux importants qui ont été publiés dans
ces quarante dernières années.

§ 3. — Période contemporaine (BOYER, CHASSAIGNAC, CURLING, GOSSELIN, ASHTON, DURET, etc.).

Parmi ces publications, les travaux de Ph.
BOYER (1844), d'AMUSSAT (1846), de CHASSAIGNAC
et de BENOIT (de Montpellier) (1860), sont les premiers à rappeler. Chacun d'eux a pour but de
montrer les avantages du traitement chirurgical
et de discuter quel est le meilleur procédé opératoire.

C'est ainsi que Ph. BOYER préconise la cautérisation au fer rouge, qui n'expose pas aux insuccès et aux accidents observés après l'emploi de
l'excision et de la ligature.

AMUSSAT se déclare également partisan de la
cautérisation, pour laquelle il conseille le caus-
tique de Vienne; mais, s'il engage à traiter ainsi
les hémorroïdes internes, il regarde comme inutile de toucher aux hémorroïdes externes.

CHASSAIGNAC et BENOIT s'efforcent de montrer,
avec faits à l'appui, que, dans un grand nombre

de cas, il n'y a aucun danger à supprimer les hémorroïdes, dont ils négligent cependant, à tort, de faire, à ce point de vue, une distinction entre les deux variétés, et le premier de ces chirurgiens conseille une méthode opératoire sur les dangers de laquelle l'expérience ne devait pas tarder à se prononcer.

On voit, par ces courtes citations, que l'intervention chirurgicale devenait, en France, de plus en plus en faveur. A l'étranger les travaux de FERGUSSON, de HOUSTON, de LOE, de CURLING, d'ASHTON propageaient les mêmes idées, tout en insistant sur la préférence à accorder aux caustiques liquides sur le bistouri, sur l'écraseur linéaire et sur le fer rouge.

A peu près en même temps ou quelques années plus tard apparaissent différentes thèses sur le même sujet (en particulier celle de GERMAIN, inspirée par VERNEUIL) (1856) et la remarquable monographie de GOSSELIN [1].

A cet éminent clinicien revient, en effet, le mérite d'avoir éclairci cette question de pathologie, sur laquelle régnait encore une obscurité nuisible à la thérapeutique.

Dans cette brochure le chirurgien de la Charité,

---

1. GOSSELIN, *Leçon sur les hémorroïdes*, Paris, 1866.

adversaire convaincu de la doctrine de la fluxion, expose minutieusement les différences fondamentales qui séparent les hémorroïdes externes des hémorroïdes internes; puis, après avoir passé méthodiquement en revue les caractères anatomiques et physiologiques et les variétés cliniques de chacune d'elles, il en discute le traitement, à propos duquel il plaide chaleureusement en faveur de la cautérisation par l'acide azotique monohydraté.

Ajoutons que, dans ses cliniques chirurgicales publiées ultérieurement, GOSSELIN[1] a repris de nouveau cette discussion thérapeutique et a émis, sous forme de conclusion, ces préceptes qu'il n'y a pas un traitement unique contre les hémorroïdes internes, mais que, suivant les cas, on doit recourir tantôt à la dilatation forcée, tantôt à la cautérisation avec l'acide azotique ou avec le fer rouge.

Dans les années qui suivirent la publication du premier mémoire de GOSSELIN, nous n'avons que peu de travaux importants à signaler jusqu'au jour où paraît, après une étude sur les veines du rectum due à DUBREUIL et P. RICHARD, l'article de LANNELONGUE (*Dictionnaire de méd. et*

1. GOSSELIN. *Clin. chir.*, 1879.

chir. pratiques), dans lequel se révèle une certaine tendance de l'auteur à revenir à l'idée de la fluxion salutaire, émise par STAHL, puis successivement deux mémoires de DURET [1], les traités des *Maladie du rectum* d'ALLINGHAM (1877) et de DANIEL MOLLIÈRE (1877), l'article de VINCENT (*Dictionnaire encyclopédique des sciences médicales*, t. XIII, 4ᵉ série) et un certain nombre de thèses plus récentes, sans parler des ouvrages classiques.

1. DURET, *Recherches sur la pathog. des hémorr.* (*Arch. génér. de méd.*, 1879-1880.)

CHAPITRE DEUXIÈME

DIVISION : HÉMORROÏDES EXTERNES; HÉMORROÏDES INTERNES

En divisant les hémorroïdes en deux grandes classes, les hémorroïdes externes et les hémorroïdes internes, les anciens avaient été amenés à formuler cette classification non seulement à cause de leurs caractères symptomatiques différents, mais encore d'après cette théorie qu'entre les deux systèmes veineux, aux dépens desquels elles se forment, il y avait complète indépendance.

C'était là une erreur anatomique, comme l'ont prouvé des dissections ultérieures, en montrant que, si le rectum et la région anale possèdent une circulation veineuse principalement sous la dépendance du système porte pour le premier de ces organes, et du système général de la grande circulation pour la région de l'anus, il existe néanmoins des rameaux anastomotiques, qui relient la circulation porte à la circulation cave, et qui constituent pour cette dernière autant de canaux de dérivation.

Les recherches des anatomistes sont formelles à cet égard, et depuis les travaux de CRUVEILHIER, de VERNEUIL, de SAPPEY, de DUBREUIL et PAUL RICHARD, de DUBET, il est admis que les veines anorectales forment deux réseaux, l'un sous-musculaire et l'autre sous-muqueux, anastomosés entre eux.

« Le premier, qui repose sur le sphincter externe de l'anus, se jette dans les veines hémorroïdales moyennes et inférieures, branches de l'hypogastrique. Le second, constitué par les veinules venant de la muqueuse et situé dans l'épaisseur de la tunique celluleuse, est principalement développé dans le tiers inférieur du rectum, au niveau de l'anus.

« De ce plexus partent une dizaine de branches, de volume notable, qui montent sous la muqueuse jusqu'à une hauteur de 10 à 12 centimètres et perforent, les unes obliquement, les autres perpendiculairement, la tunique musculaire du rectum pour aller gagner le mésorectum et se jeter

dans la petite mésaraïque. Ces mêmes branches,
suivant DURET, qui forment les veines hémorroïdales supérieures se terminent, chacune d'elles,
à leur partie inférieure par une petite ampoule
ovalaire, de la grosseur d'un grain de blé à celle
d'un pois, placée à un peu plus d'un centimètre
au-dessus de l'anus, c'est-à-dire au niveau des
valvules de MORGAGNI.

« De chacune de ces ampoules part une véinule,
qui, traversant les fibres musculaires inférieures
du sphincter interne et supérieures du sphincter
externe, va se jeter dans un des rameaux d'origine des veines hémorroïdales moyennes et inférieures, reliant ainsi la circulation porte à la
circulation cave.

« Il résulte de cette disposition qu'une contraction des sphincters suffit pour empêcher, en
grande partie, la dérivation du sang des veines
rectales internes de se faire dans les veines externes. L'arrêt de cette circulation dérivative
sera encore bien plus complet, s'il s'agit d'une
contracture. »

Nous n'aurions aucune modification à signaler
dans cette description des veines du rectum et
de l'anus, si, tout dernièrement, QUÉNU n'en eût
fait le sujet d'une nouvelle communication à la
Société anatomique (juillet 1892). Ses dissections

lui ont permis de confirmer certains points des travaux de Duret et d'en infirmer quelques autres, ce qu'il mentionne dans l'exposé de ses résultats, dont il donne le résumé suivant :

« Les veines hémorroïdales inférieures se continuent directement sans avoir à traverser les fibres du sphincter externe avec les origines des veines hémorroïdales supérieures : la circulation se fait de celles-ci vers celles-là.

« Les veines hémorroïdales moyennes forment bien le système péri-sphinctérien décrit par Duret ; de chaque côté du rectum de cette portion de l'intestin, qui est sous-jacente au releveur de l'anus, des veines émanent à différentes hauteurs, reçoivent des anastomoses des hémorroïdales inférieures, puis s'enfoncent obliquement à travers la graisse du creux ischio-rectal pour se jeter dans la veine honteuse interne ; parfois nous avons vu des rameaux traverser les fibres du releveur et se rendre aux plexus latéraux de la prostate.

« Si on voulait donner une idée générale des veines de la portion anale du rectum, on pourrait dire que leur ensemble forme comme une anse, dont un chef est appliqué à la face externe de l'intestin (hémorroïdales inférieures et moyennes) et dont l'anse sous-muqueuse forme les origines de la portion hémorroïdale de la mésaraïque inférieure. J'admets qu'entre ces chefs il existe des communications par des rameaux, qui font la traversée des sphincters, mais je montre qu'outre celles-ci il y a continuité des deux systèmes par le plexus veineux décrit par moi et sous-jacent au bord inférieur du sphincter externe.

« Telle est, en dehors de toute idée systématique, la description des veines rectales : loin de former un appareil isolé de la circulation cave, les origines hémorroïdales de la veine porte sont en communication étroite avec le système veineux général. M. Duret a, du reste, le mérite de nous avoir montré que d'autres relations relient encore les deux systèmes.

« On peut, en injectant les veines hémorroïdales supérieures par la mésentérique inférieure, faire pénétrer le liquide à injection dans les plexus veineux des vésicules séminales et jusque dans les plexus latéraux de la prostate. Ces communications s'établissent par des veines issues de la paroi antérieure du rectum.

« On a encore signalé des anastomoses entre les veines hémorroïdales supérieures et les veines capsulaires, les rénales, les spermatiques, par l'intermédiaire de plexus occupant le péritoine, qui revêt le petit bassin, le rein, les capsules, les cordons spermatiques, etc. (Durer.) Nous avons observé d'autres anastomoses avec les veines de l'uretère.

« La multiplicité de toutes ces voies anastomotiques et leur importance réelle nous permettent d'admettre qu'en cas de gêne circulatoire, limitée au système porte, en cas d'une compression intra-abdominale par exemple, les voies d'échappement ne manquent pas au sang des hémorroïdales supérieures.

« D'autre part, il est évident qu'en cas d'effort général l'utilité de ces voies s'amoindrit, puisque la tension sanguine s'accroît en même temps et dans la veine porte et dans le système des veines en général. Mais il n'y a rien de bien spécial, et, somme toute, la circulation veineuse de l'anus reste principalement subordonnée, comme beaucoup d'autres, au libre jeu des actes respiratoires. »

Malgré ces relations anatomiques entre les deux systèmes veineux, les deux variétés de tumeurs hémorroïdaires n'en forment pas moins des affections distinctes, qu'il est juste de décrire séparément; car, tant au point de vue symptomatique qu'au point de vue thérapeutique, elles constituent deux groupes bien définis, que la clinique commande impérieusement de ne pas confondre.

Il y a donc lieu d'admettre la division ancienne et d'étudier en deux chapitres distincts les hémorroïdes qui occupent la marge de l'anus, c'est-à-dire les *hémorroïdes externes*, et les hémorroïdes qui se développent dans l'intérieur du rectum, c'est-à-dire les *hémorroïdes internes*, les unes et les autres pouvant empiéter sur le territoire voisin et donner ainsi naissance à un groupe intermédiaire, les *hémorroïdes cutanéo-muqueuses* ou *muco-cutanées*.

Cette division ne nous paraît cependant légitime et applicable que pour ce qui concerne la symptomatologie et le traitement de chacune des deux variétés. Car mieux vaut, à notre avis, ne pas scinder la description qui se rapporte aux caractères anatomiques, à l'étiologie et à la pathogénie, et ainsi faire ressortir, dans une description commune, les caractères similaires qui les rapprochent l'une de l'autre, tout en mettant en relief ce qui est propre à chaque variété.

DEUXIÈME PARTIE

CARACTÈRES ANATOMIQUES ET HISTOLOGIQUES

Différentes opinions, plus ou moins erronées, ont été émises relativement aux lésions qui constituent les hémorroïdes ; inutile de les rappeler et de les discuter, puisque les derniers travaux d'anatomie pathologique sont venus démontrer qu'elles ne reposaient que sur des différences apparentes et qu'en réalité la tumeur hémorroïdaire est une *varice*.

Or qui dit varice, dit phlébite chronique, et à la région ano-rectale, comme sur les membres inférieurs ou comme sur tout autre point du corps, les altérations primitives du vaisseau sont identiques. Là elles ne diffèrent secondairement que par quelques caractères particuliers à la région et suivant que les hémorroïdes sont externes ou internes.

CHAPITRE PREMIER

§ 1. — Hémorroïdes externes, récentes et anciennes : Leurs variétés et leur structure.

Ces tumeurs, toujours situées à l'extérieur, se développent sous les téguments qui bordent le contour de l'orifice anal ; elles siègent donc entre la peau et le bord du sphincter, dont la contraction ne peut les comprimer.

Leur nombre, leur volume, leur forme, leur aspect extérieur en un mot varie suivant l'état anatomique, sous lequel elles s'offrent à la vue : aussi est-il de règle d'en donner une description qui repose sur la division de ces hémorroïdes en hémorroïdes flasques, turgescentes et indurées.

Cette description n'étant en réalité que l'énumération des signes physiques qui caractérisent ces tumeurs, il nous a semblé plus logique de la reporter au chapitre de la symptomatologie pour ne pas nous exposer à des répétitions et de ne considérer pour le moment que la texture de ces tumeurs, dont l'étude de l'une d'elles, faite à son début et dans le cours de son évolution, servira de type fondamental.

Toute hémorroïde externe est constituée par les *téguments de l'ouverture anale*, par *du tissu cellulaire* et par *une ou plusieurs veines*.

A l'état de flaccidité et lorsque la tumeur est récente, l'enveloppe la plus extérieure est formée par la peau ou par la muqueuse ou simultanément par les deux membranes, dont les caractères anatomiques sont normaux.

Cette enveloppe étant incisée, on rencontre au-dessous une couche de tissu cellulaire qui, en général, n'a subi aucune altération. Quelquefois cependant on y a signalé l'existence de très fines vésicules adipeuses et de rares filets nerveux, et, immédiatement au-dessous des fibres du sphincter externe, une ou plusieurs veinules irrégulièrement dilatées. Tantôt la dilatation n'intéresse qu'une portion du vaisseau, en formant ainsi une ampoule latérale, tantôt elle en comprend toute la circonférence et donne lieu à une ampoule circulaire.

La dilatation peut être unique, mais parfois

il en existe plusieurs sur la même veine, séparées les unes des autres par des segments de paroi, qui ont conservé leur calibre normal.

A cette première période, ces ampoules ne sont le siège d'aucune perforation et d'aucune rupture, comme le démontrent les injections dont le liquide les remplit, sans se répandre dans le tissu cellulaire environnant.

Leur incision permet de constater que l'épaisseur de leurs parois est tantôt la même que sur tout autre point du vaisseau, tantôt un peu moindre, particulièrement au niveau de la partie la plus saillante de la dilatation, et que leur face interne est tapissée par une membrane lisse, dont la continuation avec la tunique des veines voisines n'est pas interrompue.

Dans l'intérieur de la cavité séjourne du sang, ordinairement liquide, rarement pris en caillot.

C'est dans cette première période de développement qu'il est facile de bien mettre en évidence l'origine vasculaire de ces tumeurs, soit par la dissection sans injection préalable, soit par la dissection après injection.

Telles sont les lésions qui caractérisent au début la varice anale, et qui en démontrent, sans contestation, la nature vasculaire.

Dans la suite, des altérations diverses et nombreuses s'établissent sous l'influence de la turgescence et de l'augmentation de volume de la veine, des frottements et de l'inflammation; il en résulte des modifications anatomo-pathologiques considérables, qui changent la physionomie première de la maladie.

Envisageons-les donc séparément, pour l'hémorroïde elle-même, et pour les couches périphériques qui l'enveloppent.

Le tégument externe, muqueux ou cutané, se montre sous un aspect variable suivant les sujets; sur les uns il conserve assez longtemps ses caractères ordinaires; sur les autres, au contraire, il est assez rapidement altéré.

La muqueuse, en contact fréquent avec les objets extérieurs et avec les parties voisines, subit d'incessants traumatismes, qui l'irritent et l'enflamment chroniquement, d'où une hypertrophie plus ou moins considérable, qui la fait ressembler au tissu cutané.

Quant à la peau, quelquefois amincie, il est de règle qu'elle s'épaississe, s'indure et adhère intimement au tissu cellulaire sous-jacent.

Lorsque deux hémorroïdes sont voisines l'une de l'autre, on peut observer sur leurs faces contiguës l'ulcération des téguments, et, si ces surfaces viennent à bourgeonner, la fusion des deux tumeurs en une seule.

Des modifications, non moins accentuées, envahissent le tissu cellulaire : ou il se raréfie et, à sa place, particulièrement dans les points où se remarque une saillie de la veine, se développe une bourse séreuse accidentelle (VERNEUIL); ou bien, dans la généralité des cas, par suite d'une infiltration de lymphe plastique, il s'hypertrophie et se présente sous l'apparence d'une pseudomembrane, très adhérente à la veine.

Quant au vaisseau lui-même, sous l'influence des mouvements fluxionnaires, et par suite de l'accroissement du volume des ampoules, ses parois se distendent et alors deux éventualités sont possibles :

Ou bien elles diminuent peu à peu d'épaisseur, et elles en arrivent à être tellement amincies, que, sur certains points, elles se perforent et donnent passage au sang, qui s'infiltre dans le tissu cellulaire ou s'y creuse des loges; ou bien, par le fait de l'inflammation qui s'en est emparée, on aura à noter soit des parois friables et ramollies, soit au contraire des parois épaisses, dures et lardacées.

Sur le contenu de la varice, l'inflammation ne reste pas inactive. L'un des premiers effets de la phlébite est de provoquer la coagulation du sang, et de déterminer une oblitération plus ou moins complète de la veine, en deçà et au delà de la dilatation. La conséquence en est : la formation d'une tumeur qui, quelquefois, communique encore avec le rameau dilaté et épaissi, aux dépens duquel elle s'est formée. D'autres fois, par le fait de l'oblitération et de la transformation de cette tige veineuse en un cordon cellulaire, elle se trouve isolée de la circulation générale, et n'est plus pénétrée par les injections. Dans la suite, le caillot est envahi par différentes transformations, dont le dernier terme est l'organisation.

Mêmes phénomènes peuvent s'observer si, à la suite d'une perforation de la paroi, du sang s'est épanché dans le tissu cellulaire et, primitivement, y a donné naissance à un kyste sanguin.

Aussi, en présence de telles lésions, est-il aisé de comprendre pourquoi certains auteurs ont méconnu la véritable nature des hémorroïdes, et ne les ont considérées que comme des kystes sanguins (RÉCAMIER, CULLEN, etc.).

Dans d'autres circonstances, la cavité ampullaire ne renferme pas seulement un seul caillot; elle en contient un certain nombre, de petit volume, que de minces lamelles de tissu cellulaire ou des exsudats de lymphe plastique séparent les uns des autres.

Parfois la tumeur hémorroïdaire est constituée par plusieurs veines, dont les ampoules multiples adhèrent les unes aux autres, et sont remplies de sang liquide ou coagulé.

Dans l'un comme dans l'autre cas, une semblable texture donne à l'hémorroïde une apparence *spongieuse*, ce qui avait déterminé quelques auteurs anciens à l'assimiler à une masse exclusivement composée d'amas d'artérioles et de veinules soutenues par un canevas fibreux. C'était, en un mot, une tumeur érectile accidentellement développée (LAENNEC, BÉCLARD).

On sait actuellement que ce n'est là qu'une apparence trompeuse, et que, par une dissection minutieuse, il est possible de séparer le sang coagulé des parois du vaisseau ou de la loge cellulaire, dans laquelle il s'est épanché, s'il y a eu une rupture pariétale.

Une variété d'hémorroïdes anciennes doit encore être signalée; elle offre cette particularité d'être caractérisée par des éléments anatomiques profonds, qui ont subi des modifications encore plus accentuées.

Si l'on en fait une section, on n'aperçoit, au-dessous de la peau ou de la muqueuse, dont l'altération est en général peu sensible, aucune dilatation variqueuse, aucune cavité à contenu sanguin. La tumeur paraît constituée par du tissu cellulaire induré, par une sorte de trame blanche dense et d'apparence fibreuse.

D'après Gosselin, on serait autorisé à penser que cette trame est résultée de la transformation ultime du tissu conjonctif, après coagulation d'abord et oblitération des varices primitives, puis après résorption des caillots et fusion des restes de la paroi veineuse avec le tissu cellulaire ambiant, passé de plus en plus à l'état fibreux.

C'est à cette espèce d'hémorroïdes, qui ressemble sur quelques points aux condylomes, que l'on a appliqué le nom d'*hémorroïdes verruqueuses* (Curling) ou de *marisques*.

Ordinairement, ces marisques, que l'on peut considérer comme des hémorroïdes terminées par la guérison, ne se développent qu'aux dépens des hémorroïdes externes. Quelquefois cependant, dit Duplay d'après John Burn, elles reconnaissent pour origine des hémorroïdes internes procidentes, qui n'ont pu être réduites et qui se montrent sous forme de tumeurs chroniques généralement flasques et insensibles.

Reliées à la muqueuse rectale par un pédicule plus ou moins long, situées entre les fesses, qui les compriment, elles s'aplatissent et s'allongent. Elles ne fournissent jamais de sang, mais continuellement irritées par les frottements auxquels elles sont exposées, elles s'ulcèrent et donnent naissance à des fissures, à des rhagades, qui ont pour effet de produire un suintement purulent plus ou moins abondant et irritant pour les parties voisines.

§ 2. — Hémorroïdes internes, récentes et anciennes : Variétés. Opinion d'ALLINGHAM et de MOLLIÈRE. Différences entre les hémorroïdes internes et externes.

Ces hémorroïdes, qui se développent au-dessus des sphincters, c'est-à-dire à dix millimètres environ de l'orifice anal, se forment aux dépens des hémorroïdales supérieures et peuvent s'élever plus ou moins haut dans le rectum ; en général elles ne dépassent guère une hauteur de huit à dix centimètres.

Toutefois, si elles méritent bien le nom d'hémorroïdes internes par leur situation primitive intra-rectale, il est fréquent de les voir apparaître à l'extérieur sous forme de tumeurs, réductibles ou non, qui donnent lieu à divers accidents.

Très fréquemment accompagnées d'hémorroïdes externes elles disparaissent d'habitude avec la vie ; aussi, est-il nécessaire, pour en faire une étude sur le cadavre, de les reproduire à l'aide d'injections, envoyées soit par le tronc de la veine porte ou par le tronc des veines hypogastriques, soit par les artères.

On constate alors, ainsi que l'ont fait VERNEUIL et GOSSELIN avec plus de précision que leurs devanciers, que ces hémorroïdes, à une époque déjà avancée de leur développement, car les phénomènes qui en accompagnent le début ne sont encore qu'incomplètement connus, résultent de la dilatation de nombreuses veines siégeant dans l'épaisseur ou au-dessous de la muqueuse du rectum ; et qu'elles ne s'accompagnent d'aucune hypertrophie de la muqueuse ni du tissu cellulaire sous-jacent.

A l'état de turgescence, ces varices sont le plus souvent multiples et disposées en amas ou échelonnées comme les grains d'une grappe tout autour de la circonférence de l'intestin. En les séparant de la muqueuse, on reconnaît que chaque veine se termine par une anse ou par un cul-de-sac ; quelquefois de l'une de ces veines se détachent des diverticules allongés et disposés de telle façon qu'ils ressemblent assez bien aux fils d'une aigrette (VERNEUIL).

D'un rouge plus ou moins foncé, d'un volume variable, sessiles ou pédiculées, sans communication les unes avec les autres, quoique pouvant adhérer entre elles, ces varices offrent une dilatation tantôt latérale et en doigt de gant, tantôt latérale et ampullaire ; au niveau de cette dilatation existent un amincissement de la paroi et une laxité plus grande du tissu cellulaire. Dans leur intérieur on ne trouve aucun caillot, mais du sang liquide, en quantité variable, lorsqu'elles deviennent procidentes.

Quelques auteurs, notamment J.-L. PETIT, auraient remarqué que les troncs veineux partant des plexus hémorroïdaux et montant sous la muqueuse offraient, sur certains sujets, un calibre très élargi, dans une étendue d'une vingtaine de centimètres.

Tels sont les caractères anatomo-pathologiques propres aux hémorroïdes internes. Bien qu'ils soient généralement admis, il n'en est pas moins intéressant de signaler, à ce propos, l'opinion d'ALLINGHAM qui distingue trois espèces d'hémorroïdes nettement tranchées : les hémorroïdes capillaires, artérielles et veineuses.

Les *hémorroïdes capillaires*, suivant cet auteur, forment des tumeurs petites, à l'aspect framboisé, présentant une surface granuleuse;

spongieuse et saignant au moindre contact; elles sont souvent situées assez haut dans l'intestin. Bien qu'elles soient d'un volume insignifiant, la quantité de sang fournie par elles peut être très considérable et épuiser la constitution du malade. Formées par des vaisseaux capillaires hypertrophiés et par du tissu conjonctif spongieux, elles ressemblent à des nævi artériels.

Les *hémorroïdes artérielles*, de volume variable, atteignent quelquefois des dimensions considérables; elles sont très luisantes à leur surface, douces au toucher, dures et vasculaires; dès qu'on les gratte, elles saignent abondamment; le sang est très rouge et sort par jets.

A la partie supérieure de chacune d'elles aboutit une artère, qui bat avec autant de force que la radiale, dont elle a le volume. Ces tumeurs sont constituées par un amas d'artères et de veines largement anastomosées, tortueuses et quelquefois dilatées en des sortes de poches, et par un stroma de grandes cellules et de tissu conjonctif abondant.

Les *hémorroïdes veineuses*, souvent volumineuses, ont une coloration bleuâtre ou livide et sont dures; leur surface peut être unie et luisante ou pseudo-cutanée; elles sortent facilement et souvent demeurent constamment au dehors;

elles ne saignent pas habituellement, mais, si on les pique, le sang peut être veineux ou artériel.

Cette variété se rencontre communément chez les multipares et chez les femmes qui ont un utérus hypertrophié ou rétroversé ; elles apparaissent souvent aux environs de l'âge critique. Elles se voient aussi chez les hommes qui ont un foie hypertrophié ou induré, chez lesquels le système porte est constamment engorgé et la circulation abdominale gênée.

D'après Allingham et d'après Daniel Mollière, c'est dans cet ordre que se succéderaient ces trois types d'hémorroïdes, les hémorroïdes capillaires et artérielles se transformant en hémorroïdes veineuses ; cependant il est possible de voir ces dernières apparaître d'emblée. Il est également fréquent de constater chez le même sujet l'existence de grosses varices procidentes, accompagnées, au-dessus d'elles, de petites houppes d'hémorroïdes capillaires ou artérielles, et, au-dessous, d'hémorroïdes externes.

On voit, d'après cette description, que l'hémorroïde interne serait primitivement une tumeur érectile et que, dans la suite, elle passerait par une succession de phénomènes inverses de ce que l'on admet généralement.

Une telle manière de comprendre et d'exposer

l'évolution de ces tumeurs ne devait ni passer inaperçue, ni être adoptée sans discussion. Aussi a-t-elle eu le sort de la plupart des conceptions que le contrôle des faits cliniques n'a pas mises à l'abri d'objections sérieuses.

Dès l'origine, elle a été très vivement combattue, et de nos jours, malgré les arguments que font valoir ses rares partisans, la généralité des médecins ne regardent les dilatations capillaires et artérielles que comme des accidents qui se surajoutent à l'hémorroïde, dont l'origine doit être rattachée à une lésion des parois des veines.

Quoi qu'il en soit de cette question de l'évolution, il ressort de l'étude anatomique des deux variétés d'hémorroïdes que les internes diffèrent notablement des externes, avec lesquelles elles communiquent par des anastomoses à travers les tuniques du rectum. Elles en diffèrent par leur siège, par l'absence d'altération notable des tissus sous-jacents et par leur rapport intime avec les couches contractiles musculaires de l'intestin.

§ 3. — Caractères histologiques,

Envisagées au point de vue microscopique, les hémorroïdes ont été le sujet de nombreux travaux, dont on trouve l'exposé et la critique dans les différents traités d'histologie pathologique (Virchow, Rindfleisch, Lancereaux, Cornil et Ranvier, etc.). Sans entrer dans des détails, que ne comporte pas cette monographie, nous regardons comme un complément nécessaire de ce chapitre de reproduire *in extenso* la description histologique qu'en donnent Cornil et Ranvier :

« Étudiées sur des coupes faites dans différentes directions, les parois des veines variqueuses (varices ou hémorroïdes) montrent, à des degrés divers, une altération qui consiste en une formation de tissu fibreux dans la partie interne de la tunique moyenne, accompagnée de l'hypertrophie des faisceaux musculaires de cette même tunique, séparés les uns des autres par du tissu fibreux de nouvelle formation.

« La tunique interne n'est pas sensiblement hypertrophiée ; elle n'offre pas non plus d'habitude de végétations à sa surface, si ce n'est lorsqu'il y a une coagulation du sang. Cette tunique apparaît sous la forme d'une bande, qui se colore légèrement par le carmin et qui possède deux ou trois rangées de noyaux lenticulaires. Au-dessous de cette couche, qui est bien limitée, il existe un réseau élastique dont les mailles sont comblées par de larges faisceaux de tissu conjonctif, dont la direction générale est longitudinale. Ce sont eux qui déterminent les saillies longitudinales visibles à l'œil nu sur la face interne de la veine. Les faisceaux sont recouverts de grandes cellules de tissu conjonctif.

« A cette couche interne de la tunique moyenne, dont l'épaisseur est toujours considérable, succèdent des faisceaux de fibres musculaires qui, sur des coupes transversales, apparaissent comme des îlots formés par une série de cercles clairs, présentant à leur centre la section d'un noyau cylindrique. Les faisceaux musculaires les plus volumineux sont elliptiques. Ces faisceaux, dans la partie externe de la tunique moyenne, ont presque tous une direction transversale, et ils s'entre-croisent à angle droit avec des faisceaux longitudinaux. Ces faisceaux sont habituellement séparés les uns des autres par du tissu conjonctif, de telle sorte qu'il y a continuité du tissu conjonctif depuis la tunique interne jusqu'à l'externe.

« Entre les faisceaux du tissu conjonctif, on observe souvent des granulations ou des amas de granulations d'un beau jaune. Elles sont constituées par du pigment sanguin, et montrent que les globules du sang ont pu s'infiltrer dans ce tissu.

« Sur certains points, où la dilatation est plus prononcée, les veines offrent une paroi très amincie et alors les préparations montrent un processus analogue à celui des dilatations anévrysmales des artères. La tunique musculaire a, en effet, disparu par places ou complètement ; il n'en reste plus que des îlots et les deux tuniques interne et externe confondues constituent à elles seules la paroi de la tumeur.

« Les parois des dilatations peuvent s'amincir au point de se rompre et de donner lieu à des hémorragies. Le tissu conjonctif induré présente, au microscope, les altérations histologiques de l'inflammation chronique... »

En résumé, d'après les données de l'anatomie pathologique et de l'histologie, on voit que les tumeurs hémorroïdaires ne sont, du début à la fin, que des tumeurs veineuses, offrant les *caractères ordinaires des varices*, auxquelles peuvent s'ajouter, suivant leur siège, diverses lésions secondaires, portant sur les tissus de voisinage.

Ainsi se trouvent réduites à néant les différentes hypothèses émises par quelques auteurs anciens sur la nature non veineuse de ces tumeurs.

CHAPITRE DEUXIÈME

ÉTIOLOGIE

Si une nomenclature de tous les individus qui, à des degrés divers, ont été ou sont hémorroïdaires, pouvait être dressée, elle nous dévoilerait l'extrême fréquence avec laquelle s'est, de tout temps, montrée cette affection. Il n'est donc pas surprenant qu'on l'ait rattachée aux causes les plus variées et les plus dissemblables et que, dans les chapitres consacrés à l'étiologie, l'on n'ait pas toujours évité l'écueil de pécher par la confusion.

C'est pour ne pas mériter ce reproche et en même temps pour séparer deux variétés d'une même maladie qui sont, l'une et l'autre, justiciables d'un traitement différent, que Daniel Mollière a insisté sur la division des tumeurs hémorroïdaires en deux grandes catégories : *Hémorroïdes idiopathiques*; *Hémorroïdes symptomatiques*.

Nous ne pouvons mieux faire que d'adopter cette division étiologique, implicitement contenue, sinon formulée, dans quelques ouvrages anciens.

A. — HÉMORROÏDES IDIOPATHIQUES

§ 1. — Causes prédisposantes : Conditions anatomiques, âge, sexe, saisons, aliments, hérédité, genre de vie, etc.

On est généralement d'accord, à quelques exceptions près, pour reconnaître, à certaines *conditions anatomiques et physiologiques*, particulières à la circulation ano-rectale, une réelle influence sur le développement des hémorroïdes. Telles sont : la richesse habituelle du réseau veineux de la muqueuse rectale, la déclivité des veines hémorroïdales, à travers lesquelles le sang remonte contre son propre poids, l'absence de valvules dans les veines du système porte, la compression sur l'origine de ces veines par la contraction des fibres des sphincters et par les matières fécales, qui séjournent dans le rectum ou dans la terminaison de l'S iliaque plus ou moins distendus, et enfin les anastomoses qui existent entre les origines des deux systèmes veineux.

D'après quelques auteurs, cette dernière condition anatomique serait l'une des causes les plus importantes, ces canaux anastomotiques pouvant être oblitérés par la contraction des sphincters. Inutile d'y insister davantage pour l'instant, car nous aurons l'occasion d'y revenir lors de la discussion des théories pathogéniques.

Pour les influences qui prédisposent aux hémorroïdes, l'*âge* doit être considéré comme un facteur tenant l'un des premiers rangs. C'est, en effet, une maladie de l'âge mûr et de la vieillesse, bien que cependant elle n'épargne pas l'enfance d'une façon absolue.

Gosselin, toutefois, a émis quelques doutes à ce sujet : « Les faits que l'on a rapportés, dit-il, sont trop peu détaillés pour qu'on puisse être sûr qu'il ne s'agissait pas d'autre chose, de polypes du rectum, par exemple. Il ne faut pas oublier que jusqu'à nos jours on a admis l'existence des hémorroïdes sans y regarder et tout simplement parce qu'il était question, soit de saignements par l'anus, soit de douleurs pendant la défécation. Je croirai aux hémorroïdes externes chez les enfants lorsque j'en aurai vu, ou lorsqu'un observateur sérieux, après un examen bien fait, aura dit en avoir vu. »

Que ce doute soit légitime, en présence d'observations anciennes peu concluantes, comme exemples d'hémorroïdes externes, nous n'avons pas à le contester; mais si nous lui opposons les quelques faits rapportés par ALLINGHAM et par LANNELONGUE, qui en a observé deux cas, dont l'un chez un nouveau-né, quelques jours après la naissance, ne sommes-nous pas autorisés à reconnaître que, quelque rares qu'elles soient, les hémorroïdes se voient dans l'enfance?

L'influence du *sexe* a été différemment interprétée. Cependant, si l'on veut tenir compte de toutes les circonstances qui agissent chez l'homme et chez la femme (menstruation, grossesse, ménopause), depuis la puberté jusqu'à la vieillesse, pour favoriser le développement de la maladie, il paraît juste de soutenir que la prédominance en faveur de l'un ou de l'autre sexe est bien peu sensible.

D'après un certain nombre d'auteurs, il serait facile de multiplier ces causes prédisposantes. Nous aurions alors à rappeler que l'on a invoqué les saisons, les climats, certains tempéraments (bilieux, herpétique, goutteux), l'hérédité, le genre de vie ou d'alimentation, la suppression de divers flux, etc. Quelques mots sur chacune de ces conditions, supposées prédisposantes, vont nous renseigner sur le peu de précision qu'il y a à accorder à quelques-unes d'entre elles.

Les *saisons chaudes* et les *climats chauds* ont été accusés de favoriser le développement de l'affection. Les observations prouvent en effet qu'on la rencontre assez fréquemment dans ces conditions; mais comparées avec les faits recueillis dans des circonstances tout opposées, elles n'établissent pas péremptoirement qu'il y ait une influence bien marquée dépendant de l'état de la température atmosphérique ou du climat.

Semblable remarque doit être faite à l'égard de l'action prédominante de *telle ou telle constitution* et de *certains tempéraments*. Aussi nous semble-t-il inacceptable d'individualiser ainsi l'hémorroïdaire, comme l'a fait MONTÈGRE dans le portrait suivant : « Il est grand, plutôt maigre que gras; il a le teint plombé et jaunâtre; de grosses veines serpentent sur ses bras, ses mains, ses jambes et ses pieds; il a les cheveux noirs, un feu sombre anime ses regards; il est brusque, emporté; ses passions sont violentes, ses résolutions tenaces; il est gros mangeur, mais indifférent dans le choix de ses aliments, souvent tourmenté de flatuosités et toujours constipé... »

Que ce portrait représente un type d'hémorroïdaire, nous le concédons sans peine. Mais ne cesse-t-il pas d'être exact, quand il a la prétention de s'adresser à la généralité des cas? Combien de sujets, affectés d'hémorroïdes, n'ont aucune ressemblance avec cette peinture! La clinique en fournit chaque jour des preuves nouvelles et réduit à néant les arguments sur lesquels on s'est appuyé pour créer des exceptions en faveur d'une constitution ou d'un tempérament.

On sait, en effet, que les hémorroïdes se rencontrent presque également chez l'homme robuste et chez le valétudinaire, chez le riche et chez le pauvre, chez l'homme actif comme chez l'homme casanier (ALLINGHAM).

Ne sommes-nous pas tous exposés, aussi bien les uns que les autres, à subir chaque jour, dans nos relations avec le monde extérieur, des influences qui modifient, troublent et altèrent le système de la circulation sanguine? Qu'en résulte-t-il le plus souvent? Un défaut d'activité de la circulation, et, par suite, une stase veineuse dans une région, où certaines conditions anatomo-physiologiques y prédisposent déjà.

Ceci admis, rien ne s'oppose plus alors à regarder comme agents, pouvant quelquefois prendre une part indirecte et plus ou moins active au développement des hémorroïdes, *une alimentation trop succulente*, *un usage excessif des viandes noires*, *des mets épicés* et de *certaines liqueurs alcooliques*, une *vie sédentaire*, une *insuffisance d'exercice*, etc.

Toutefois, il ne faut pas se dissimuler qu'à l'appui de ces assertions on s'est trop souvent contenté de simples citations, sans prendre la peine de les contrôler soi-même. Or, ce contrôle, quoique entouré de difficultés, peut et doit être fait, car il est instructif, puisqu'il en appert qu'on a fréquemment attaché trop d'importance à ces *modus vivendi*.

De la même objection est encore passible l'influence que l'on a prêtée à la *suppression des divers flux*, à propos desquels on est tombé dans une véritable exagération. Que parfois des hémorroïdes aient succédé à la disparition normale ou accidentelle de règles, ou d'épistaxis, qui jusqu'alors s'étaient fréquemment répétées; qu'elles aient ainsi constitué des hémorragies supplémentaires, dont la conséquence a été d'apporter un certain degré de soulagement dans l'état général des hémorroïdaires, le fait n'est nullement contestable; mais où est la preuve que la genèse et la rupture des tumeurs ano-rectales soient en relation directe avec la disparition des hémorragies primitives?

Cette substitution d'un flux hémorragique à un autre n'est nullement fatale et la coexistence de ces différentes hémorragies chez quelques personnes est d'observation quotidienne. Ne suffit-il pas de rappeler ces faits pour qu'un doute, relativement au rapport de cause à effet, persiste dans l'esprit?

La même incertitude règne encore à propos de l'*hérédité*, que l'on a fait intervenir depuis bien longtemps. Si cette dernière paraît devoir être invoquée et acceptée dans un certain nombre d'observations, combien de fois les examens ne restent-ils pas négatifs, soit parce qu'ils le sont réellement, soit parce que les antécédents héréditaires sont insuffisants par suite des difficultés qui se rencontrent dans toute question d'étiologie?

Mais si l'hérédité est discutable, en tant que facteur capable d'agir directement, on aurait cependant tort de ne pas en tenir compte suivant quelques auteurs; en particulier pour LANCE-REAUX[1], d'après lequel elle porterait sur la pré-

1. LANCEREAUX, *Traité de l'herpétisme*, p. 55. Paris, 1883.

disposition morbide, c'est-à-dire sur l'état névro-
pathique spécial, qui tient sous sa dépendance
avec les hémorroïdes toutes les autres manifestations de l'herpétisme.

Ainsi comprise, la question doit alors être
envisagée sous un autre point de vue : c'est
l'étude critique des rapports entre les hémorroïdes et certaines diathèses, qui s'impose, étude
que nous aborderons bientôt, quand nous nous
occuperons de la pathogénie, à laquelle elle est
intimement liée.

Quant au rôle proprement dit des causes prédisposantes, encore appelées causes générales,
dont nous venons de faire une rapide revue, il
n'y a pas à contester que des doutes subsistent à
son égard.

Que quelques-unes de ces causes possèdent un
degré variable d'influence sur l'évolution des
lésions hémorroïdaires, il serait injuste de ne
pas l'admettre d'après l'analyse d'un certain
nombre d'observations ; mais, en présence des
faits contradictoires qu'il est donné à chacun de
mettre en parallèle, il nous semble prudent de
réserver actuellement tout jugement définitif
sur l'exacte valeur pathogénique de ces causes
générales.

§ 2. — Causes efficientes variées. Leur valeur.

Ces causes seraient très nombreuses, si nous nous en rapportions à ce qui a été écrit sur ce sujet; à ce titre il faudrait mentionner : la constipation, la présence de corps étrangers dans le rectum, les violences extérieures ou les irritations de la région ano-rectale, l'usage immodéré de certains purgatifs, spécialement l'huile de ricin, l'abus des lavements, des suppositoires, des emménagogues, les excès de coït, les marches prolongées, le cahotement, l'équitation, les servitudes de quelques professions, etc.

Or, si l'on cherche à contrôler par l'observation ce qu'il y a de juste et d'inattaquable dans l'action de ces différents agents sur la production des hémorroïdes, nous ne devons pas dissimuler les incertitudes qui subsistent sur le mécanisme qu'on leur a prêté.

A côté d'affirmations nullement prouvées par l'examen clinique, on a émis des hypothèses, qu'il n'y a peut-être pas lieu de rejeter, mais qui ne peuvent être justifiées que par une interprétation différente de celle primitivement énoncée. Ainsi en est-il pour ce qui concerne les irritations et les traumatismes de la région ano-rectale.

Toutefois, ce qu'il est possible d'inscrire comme un fait acquis, c'est l'existence réelle d'une entrave à la circulation du système porte dans quelques-unes de ces circonstances, par exemple dans les cas de constipation prolongée, quelle qu'en soit l'origine.

Pareille interprétation doit encore être émise quand les tumeurs hémorroïdaires ne sont pas essentielles, mais consécutives à une affection qui s'oppose à la libre circulation du sang veineux, comme nous allons le voir dans le chapitre suivant.

B. — HÉMORROÏDES SYMPTOMATIQUES

S'il n'est pas douteux que les hémorroïdes soient parfois complètement indépendantes de toute autre maladie, il n'est pas moins incontestable que, très souvent, elles accompagnent une affection, dont elles doivent être alors regardées comme un de ses symptômes.

La constatation de ce fait remonte à la plus haute antiquité, et dans l'esprit de quelques médecins anciens son importance a été tellement exagérée qu'on peut, à juste titre, lui reprocher d'avoir apporté un retard au progrès de la thérapeutique hémorroïdaire.

Nous n'en devons pas moins passer rapidement en revue les maladies qui, s'opposant à la circulation en retour par les veines hypogastriques, par la veine porte ou par les veines caves, ont une influence mécanique sur la dilatation des veines rectales. Exposons-les donc, avec DANIEL MOLLIÈRE, qui les a très clairement groupées dans l'ordre suivant : Maladies des organes pelviens. Maladies ou états des organes abdominaux. Maladies des organes thoraciques.

§ 1. — Maladies des organes pelviens.

Les hémorroïdes peuvent apparaître dans le cours de quelques maladies du rectum, de la vessie, de la prostate, de l'urèthre et de l'utérus.

1° *Rectum.* — Parmi les affections de cet organe, la *rectite chronique*, la *dysenterie*, les *polypes* ont été cités comme des causes d'hémorroïdes ; les deux premières agiraient en favorisant la congestion de la région et les tumeurs polypeuses en provoquant un ténesme incessant, dont la conséquence serait de produire la stase sanguine dans les veines rectales.

Assurément le fait est exact ; ce qui le prouve, c'est la disparition des hémorroïdes coïncidant avec la guérison des lésions rectales. Mais il est à remarquer, d'une part, que la coexistence de ces lésions n'est pas très fréquente, et, d'autre part, qu'elle est observée sans qu'il y ait de rapport de cause à effet entre les unes et les autres.

Il n'en est pas de même pour les *rétrécissements*. Assez souvent le malade est tout à la fois rétréci et hémorroïdaire, ce qui se conçoit aisément, puisque le tissu de nouvelle formation, en se rétractant, étrangle les veines au niveau du point où elles traversent les tuniques de l'intestin, pour pénétrer dans le mésorectum. Par suite de cette striction les veines subissent, au-dessous de ce point, une dilatation, qui s'accroît de jour en jour et constitue des tumeurs de volume variable.

Il est donc essentiel, pour ne pas s'exposer à commettre une erreur de diagnostic étiologique, de pratiquer le toucher rectal avec soin, ce qui, d'ailleurs, doit toujours avoir lieu dans toute affection de cet organe, et de faire pénétrer l'index le plus loin possible, puisque l'on sait que certains rétrécissements occupent un siège élevé.

Inutile d'ajouter que cette exploration est, au point de vue thérapeutique, d'autant plus nécessaire que, si l'on juge opportune une intervention, cette intervention devra être dirigée contre la lésion scléreuse, sous réserve toutefois de pallier

le plus possible les accidents hémorroïdaires
eux-mêmes.

Chez les *cancéreux*, la coexistence du néoplasme et des tumeurs hémorroïdaires est loin
d'être rare; il est même de toute notoriété que,
parmi les altérations du rectum, c'est le cancer
qui se complique le plus souvent de la phlébectasie.

Aussi, lorsqu'on est appelé à visiter un sujet
qui, sachant qu'il a des hémorroïdes, a naturellement de la tendance à leur attribuer les accidents locaux et généraux qu'il éprouve, est-il de
toute nécessité de faire une exploration complète
de la région.

Combien de fois n'a-t-on pas méconnu la dégénérescence pour ne s'être pas astreint à porter
le doigt explorateur au-dessus de la limite des
paquets variqueux!

On comprend que les malades rapportent leurs
souffrances à l'existence de ces derniers, et leur
erreur a d'autant mieux une apparence de légitimité qu'elle n'est pas dénuée de toute justesse;
mais que le médecin, par insuffisance d'examen,
commette la même erreur, il n'aurait droit à
quelque excuse que si elle n'était nullement pré-
judiciable au malade, ce qui n'est pas.

Si, dans ces cas, il est ordinairement aisé de

ne pas méconnaître l'origine des hémorroïdes
pour cette raison qu'elles ne se manifestent qu'à
une période assez avancée du cancer, alors que
ce dernier est facilement révélé par le toucher,
la difficulté de poser un diagnostic étiologique se
montre en réalité, quand l'épithélioma commence
à se développer sur une région antérieurement
atteinte d'hémorroïdes depuis un laps de temps
de quelques années.

Ces exemples de lésions diverses, à des degrés
variables, ne sont pas tellement rares qu'on
doive s'en laisser imposer par des symptômes
qui ne paraissent tributaires que de l'ancienne
phlébectasie.

En principe, tout hémorroïdaire quel qu'il
soit, jeune ou vieux, doit être soumis à un examen
minutieux du rectum. Négliger cette règle clinique, c'est s'exposer à entreprendre une intervention contre-indiquée, dont l'une des conséquences est d'accélérer, comme nous en avons été
plusieurs fois témoin, la marche du néoplasme ;
c'est encore, sous le couvert d'un traitement
trompeur, rendre plus difficile, sinon impossible,
la cure de l'affection principale.

2° *Vessie*. — Les plexus veineux de la vessie
étant en relation avec les veines hémorroïdales,
il n'y a pas à s'étonner que certaines affections

de l'organe urinaire, en apportant un trouble à ses fonctions, donnent lieu à une stase sanguine plus ou moins prononcée, qui se fait ressentir sur les veines du rectum. Les hémorroïdes sont en effet assez fréquemment les compagnes des lésions vésicales.

Si elles n'existent que rarement avec les maladies aiguës de cet organe, si elles ne sont pas très communes dans les cas de tumeurs du corps et de varices du col, lesquelles d'ailleurs peuvent être secondaires, on en trouve de nombreux exemples chez les malades atteints de cystites chroniques, quelle qu'en soit l'origine, et surtout chez les calculeux. Les ténesmes et les efforts, auxquels se livrent ces derniers, ont pour effet d'augmenter la tension veineuse dans tout le territoire vésico-rectal et de favoriser le développement des tumeurs veineuses.

Quand elles deviennent procidentes, ce qui n'est pas rare, on voit alors apparaître divers phénomènes douloureux qui, se mêlant à ceux de l'affection calculeuse, sont bien propres à faire méconnaître la part qui, dans ces manifestations, doit être attribuée à chacune de ces maladies.

3º *Prostate. Urèthre.* — Des affections qui atteignent la prostate et l'urèthre il n'y en a bien que deux, qui provoquent le développement de la phlébectasie : *l'hypertrophie prostatique* et le *rétrécissement de l'urèthre*.

Dans le premier cas elle est très fréquente, dans le second, au contraire, assez rare ; dans les deux circonstances elle est due aux efforts intenses que nécessitent les mictions et le résultat en est identique : c'est une gêne considérable de la circulation des veines hémorroïdales, qui ne tardent pas à se transformer en tumeurs variqueuses.

4° *Utérus et ses annexes.* — Des organes du petit bassin l'utérus malade est certainement l'un de ceux qui provoquent le plus souvent des hémorroïdes. Parmi les affections de cet organe ou de ses annexes, les unes agissent en vertu de l'élément inflammatoire qui entretient une congestion active du système vasculaire pelvien et les autres en déterminant une compression sur les vaisseaux, et par suite une stase sanguine, dont la conséquence est la dilatation du système veineux.

Dans la première de ces catégories se trouvent les différentes variétés de *métrite*, les *salpingites*, les *salpingo-ovarites* et les *inflammations des ligaments larges;* dans la deuxième catégorie les *déviations* et les *tumeurs de l'utérus*, les *tumeurs de l'ovaire* et des *ligaments larges*, les *hématocèles*.

Il découle de là qu'en présence d'une hémorroïdaire on ne doit jamais négliger de rechercher si l'utérus et ses annexes ne sont pas le siège de quelques lésions. Cette exploration, faite dans un but pathologique, offre d'ailleurs cet avantage de révéler que, parfois, l'affection hémorroïdaire n'est que symptomatique d'une *grossesse*.

On n'ignore pas, en effet, combien il est fréquent de les rencontrer chez les femmes enceintes des classes aisées. D'après une statistique de BUDIN[1] on les note dans la proportion de 35 p. 100 environ, chiffre que CAZIN[2] et LABOYENNE regardent même comme inférieur à la réalité.

Quoi qu'il en soit de l'exactitude de cette évaluation proportionnelle, l'existence des tumeurs hémorroïdaires, internes et externes, n'est pas discutable; mais on ne peut en dire autant du mécanisme suivant, invoqué par quelques auteurs, à savoir : la compression des vaisseaux par l'utérus gravide. Ce mécanisme ne différerait pas de celui qui est applicable en cas de tumeurs abdominales.

Cependant l'absence d'hémorroïdes chez un

1. BUDIN. *Des varices chez les femmes enceintes.* Thèse d'agr. 1880.
2. CAZIN. *Des varices pendant la grossesse.* Mémoire 1879.

bon nombre de femmes enceintes, ne nous fournit-elle pas un argument de valeur, sinon pour rejeter entièrement cette cause, du moins pour faire supposer que d'autres agents doivent entrer en ligne de compte, quand grossesse et hémorroïdes coïncident.

Aussi, si, à l'instar de quelques-uns, nous hésitons à citer l'arthritisme, dont la preuve n'est pas absolument faite, nous n'avons pas la même réserve à garder à l'égard de l'exagération de la tension vasculaire et peut-être de la constipation qui paraît jouer le principal rôle chez les femmes dont les paquets hémorroïdaux externes s'enflamment quelques jours après l'accouchement.

§ 2. — Maladies et états des organes abdominaux.

1° *Ganglions mésentériques et prévertébraux.* — Les altérations de ces ganglions ne donnent que rarement lieu à la production d'hémorroïdes. Cela s'observe quelquefois cependant, lorsqu'une tumeur de ces organes acquiert un volume suffisant pour entraver la circulation veineuse intra-abdominale ; c'est ainsi que dans certains *cancers* et *lympho-sarcomes* on ne trouve pas d'autre raison capable d'expliquer l'apparition des tumeurs vasculaires rectales.

2° *Foie*. — J.-L. PETIT, en écrivant que « l'obstruction du foie est, par rapport aux veines hémorroïdales ce que les jarretières trop serrées sont aux veines des jambes et ce que la ligature est à la saignée », a proclamé une sorte d'axiome, que les années semblent avoir jusqu'alors à peu près respecté : que l'obstacle matériel s'appelât *cirrhose, tumeur* ou *dégénérescence* quelconque, il n'y avait pas à le mettre en doute et l'on admettait la relation de cause à effet.

Mais admettre, ce n'est pas prouver; et cette preuve est encore à établir, car, quels que soient les documents, anciens ou modernes, que l'on consulte, il n'en ressort qu'un fait indiscutable : celui de la coïncidence possible des deux affections.

Est-ce la même cause générale qui leur a donné naissance? Ou bien la glande hépatique a-t-elle été primitivement et seule atteinte pendant un certain temps, jusqu'au jour où sa lésion est venue troubler la circulation rectale?

Malgré les arguments que les anciens ont fait valoir pour soutenir qu'en supprimant le flux hémorroïdal, on provoquait la fluxion hépatique, malgré l'affirmation de quelques médecins modernes, prétendant que le foie peut être influencé par les modifications qui surviennent au sein des hémorroïdes, il reste à ce sujet un point obscur, qu'aucune observation clinique n'a encore pu éclaircir d'une façon satisfaisante.

Toutefois, si l'influence directe de certaines altérations du foie n'est pas à l'abri de la critique, il n'est pas permis de s'inscrire en faux contre l'influence des phénomènes secondaires qu'elles peuvent engendrer, telles que la constipation et l'ascite. Par la compression, que l'une et l'autre sont capables d'exercer, il se produit une gêne de la circulation intra-abdominale et consécutivement les hémorroïdes apparaissent.

C'est là la seule action indirecte, indiscutable, que l'on n'ait pas à refuser aux maladies du foie dans le développement des tumeurs hémorroïdaires.

3° *Rein.* — Quelque rare que soit la compression du système veineux reconnaissant pour cause une *tumeur solide* ou *liquide* du rein, elle n'en existe pas moins; il est donc possible de voir l'affection hémorroïdaire se montrer en pareille circonstance, et *a fortiori* sera-t-elle observée s'il existe en même temps un épanchement ascitique abondant.

On en a encore relevé des exemples dans quelques variétés d'*inflammation rénale*, lorsque l'élimination des substances excrémentitielles ne se fait plus que partiellement à travers le filtre rénal et se complète à la surface de la muqueuse intestinale. Cette dernière s'irrite, s'enflamme et ses sécrétions irritantes provoquent des ténesmes continuels, qui favorisent la phlébectasie. L'existence ordinaire de l'albuminurie, en pareil cas, est une contre-indication absolue à l'ablation des hémorroïdes.

4° *Rate*. — Il n'y a pas à s'arrêter longtemps sur les rapports des affections de la rate et des hémorroïdes, car, à ce point de vue, les observations sont presque muettes. On ne peut donc que faire des suppositions et, par exemple, il est rationnel de concevoir qu'une *tumeur splénique* puisse, par son volume, comprimer d'une façon continue les veines de l'abdomen et ainsi faire naître des tumeurs hémorroïdaires.

§ 3. — Maladies des organes thoraciques.

Cœur. Poumons. — Les varices rectales se rencontrent de temps en temps chez les malades porteurs de maladies du cœur ou des poumons. C'est en vertu de la gêne de la circulation en retour que, secondairement, l'on assiste à l'apparition de ces tumeurs; chez les *cardiaques* elles se développent d'habitude, ou subissent alors une poussée de recrudescence, si déjà elles existaient auparavant, à une période ordinairement avancée de la lésion du cœur. Leur rupture n'est pas très rare et, suivant quelques pathologistes, il faudrait considérer comme salutaires les hémorragies qu'elles engendrent. De cette opinion il découle tout naturellement ce principe qu'on doit alors respecter les bourrelets saignants.

Chez les sujets atteints d'*asthme* et d'*emphysème*, la phlébectasie rectale est d'observation journalière; fréquemment elle donne lieu à des pertes de sang, auxquelles beaucoup de malades attribuent l'amélioration qu'ils ressentent, après l'hémorragie, dans leur état général.

Sans contester la part de vérité qui appartient à cette interprétation, il y a cependant lieu de se demander si, dans ces circonstances, les hémorroïdes ne sont pas parfois justiciables d'une intervention, dont l'unique but serait de parer à l'éclosion d'accidents menaçants.

On doit également se poser la même question, quand un *phtisique* est en même temps hémorroïdaire. Nous nous contenterons, pour l'instant, de signaler ces points, notre intention étant de reprendre en détail ces questions dans le chapitre consacré au traitement.

Quand, par un rapide résumé, l'on s'efforce de

tracer un tableau d'ensemble des diverses conditions anatomiques, physiologiques et patholo-
giques invoquées comme facteurs étiologiques
de l'affection hémorroïdaire, on ne peut s'empêcher de reconnaître que cette étiologie reste
encore, sur beaucoup de points, une question à
l'étude.

De l'exposé critique que nous avons fait, il
ressort que, si ces conditions sont susceptibles de
provoquer la stase du sang dans les veines
hémorroïdales et d'amener la dilatation de leur
calibre sans lésion pariétale, aucune d'elles n'est
capable, par elle-même, de créer l'état variqueux
vrai.

Et cependant cet état existe; la phlébite chronique est hors de toute contestation. Comment
alors en fournir une explication plausible? De
quelle façon, en un mot, doit-on envisager la pathogénie de l'affection? Pour y répondre, il est
nécessaire de considérer successivement les différentes théories qui ont tenté d'élucider la cause
intime des varices hémorroïdales.

CHAPITRE TROISIÈME

Ces théories pathogéniques sont au nombre de trois, et ont été ainsi désignées :

1° Théorie de la fluxion ou congestion veineuse ;

2° Théorie de la stase mécanique ;

3° Théorie nerveuse par ralentissement de la nutrition.

1° *Théorie de la fluxion ou congestion veineuse.* — Cette théorie, la plus ancienne qui ait été émise, assimile les hémorroïdes à la menstruation ; elle repose sur cette double conception : production d'un mouvement fluxionnaire vers l'extrémité inférieure du rectum et apparition de tumeurs variqueuses à la région ano-rectale,

quand cette fluxion, considérée comme une dérivation salutaire à la circulation générale, se continue.

Si l'on recherche dans les anciens ouvrages
comment cette doctrine a pris naissance, il est
aisé d'en découvrir la première mention, quoique vaguement exprimée, dans les écrits d'HIP-
POCRATE et de GALIEN. Ces deux auteurs considè-
rent les hémorroïdes comme des émonctoires
salutaires, qui débarrassent le corps de certains
principes âcres et qui, en jouant le rôle d'épu-
rateurs, préviennent l'éclosion des maladies ou
apportent une heureuse modification sur les
manifestations de celles qui existent déjà.

Telle fut la conception tout d'abord émise
sur la nature et sur les fonctions des hémorroïdes,
et presque exclusivement adoptée et reproduite
jusqu'à la fin du XVIII° siècle. A cette époque quelques auteurs essayent de prouver qu'il y a entre
ces tumeurs et les manifestations de la goutte des
rapports intimes, et, comme leurs prédécesseurs,
ils insistent sur le rôle salutaire de la fluxion
hémorroïdaire.

STAHL, en particulier, cherche à établir, dans
de longues dissertations, que les hémorroïdes ne
sont que des réservoirs qui, à un moment donné,
sous l'influence d'un travail congestif, se vident

du sang qu'ils renferment, lorsque ce liquide est en trop grande abondance dans l'économie ou chargé de principes délétères. Ces réservoirs, en un mot, ne seraient qu'une soupape de sûreté contre les accidents de pléthore, dont serait menacée l'économie.

Voyons tout d'abord en quelques lignes quels sont les arguments qui militent en faveur de cette théorie, dont les partisans firent légion parmi les disciples de l'illustre médecin de Halle et dont quelques-uns de nos contemporains prennent encore la défense, et ensuite, quelles sont les objections qu'elle a soulevées.

Pour prouver qu'il existe une influence morbide, appelée congestion ou fluxion, capable d'engendrer les tumeurs hémorroïdaires et d'en accroître le développement, on a mis en avant les raisons suivantes : l'apparition de ces tumeurs, a-t-on dit, est toujours précédée, pendant un temps variable et à de certains moments, par des sensations de tension douloureuse, que l'on ne peut attribuer qu'à un afflux sanguin dans le système vasculaire du rectum ; il est fréquent d'observer, chez les sujets porteurs d'hémorroïdes, des phénomènes congestifs et douloureux, lorsque surviennent des érections prolongées ou lorsque interviennent les excès de coït, les excès alcooliques, l'abus de certains aliments excitants, les exercices forcés d'équitation, et l'usage des purgatifs drastiques, particulièrement de l'aloès.

Mêmes accidents de plénitude, de tension douloureuse apparaissent chez quelques femmes, au moment de la période menstruelle, et dans les cas où cette dernière ne s'accomplit pas normalement, on aurait enregistré un écoulement de sang par l'anus, qui, prenant le caractère périodique, constituerait des règles supplémentaires.

Est-il un auteur, traitant alors des hémorroïdes, qui ait omis de rapporter, trop souvent sans les discuter, ces exemples d'individus pléthoriques, chez lesquels se montrent, à époques plus ou moins régulières, des phénomènes de congestion hémorroïdaire, que l'on assimile à une menstruation, et chez lesquels une évacuation du sang par la voie rectale produit un soulagement local et général ?

Énoncer ce dernier fait, n'était-ce pas proclamer les hémorroïdes salutaires ? Dès lors cette idée ne tarde pas à faire son chemin et elle prend d'autant plus corps que la suppression d'un flux rectal chez certains sujets, atteints de goutte et de rhumatisme, paraît, en étant suivie de manifestations diverses de ces diathèses, lui apporter un sérieux appoint de légitimité.

Bientôt se multiplient les observations ayant pour but d'établir la relation qui existe entre les hémorroïdes et les états constitutionnels. Et à une époque, encore peu éloignée de la nôtre, nous voyons cette idée ardemment défendue par PINEL, RÉCAMIER, VELPEAU, BARTHEZ, CAZALIS, MOISSENET, BAZIN. De nos jours même, elle compte des partisans convaincus parmi d'éminents médecins.

Toutefois, bien que la fluxion salutaire ait, pour ainsi dire, pris droit de cité pendant de nombreuses années, il est juste de rappeler que, de temps à autre, comme c'est le sort de toute théorie en général, elle eut à subir des attaques plus ou moins vives.

L'un de ses adversaires les plus redoutables a été le prof. GOSSELIN, qui, dans sa monographie essentiellement clinique, en a discuté les bases et l'a combattue par des arguments de grande valeur.

« La fluxion, a écrit cet auteur[1], à propos des hémorroïdes externes, est une pure rêverie, et jusqu'au jour où l'on aura mis hors de doute l'existence d'un trouble physiologique consistant en un afflux sanguin, elle ne doit être regardée que comme une hypothèse inadmissible. Pour

1. GOSSELIN, *loc. cit.*, p. 34.

soutenir le contraire, il faudrait trouver des malades qui, plus ou moins longtemps avant de sentir des tumeurs et de constater l'afflux, auraient eu fréquemment, et à d'autres moments qu'à ceux des garde-robes, la sensation de plénitude gênante ou douloureuse, ou bien il faudrait avoir eu l'occasion de faire des explorations pour constater cette congestion à l'époque où il n'y avait pas encore de tumeur. Or la question n'a pas été jugée avec des arguments de cette sorte : on a observé des hémorroïdaires qui avaient de temps en temps la plénitude congestive de leurs varices hémorroïdales, d'abord petites, puis de plus en plus volumineuses; mais cette plénitude résultait plutôt de la stase mécanique dont j'ai tout à l'heure exposé les causes très appréciables, que de l'afflux dynamique et physiologico-pathologique dont on a parlé si complaisamment, sans pouvoir le démontrer.

« Est-ce également, continue ailleurs GOSSELIN[1], à ce quelque chose d'inexplicable qu'il faut attribuer la procidence avec turgescence des hémorroïdes internes? Faut-il, avec STAHL et les partisans de sa doctrine, ne voir dans ces tumeurs poussées hors de l'anus au moment de la déféca-

---

1. GOSSELIN, *loc. cit.*, p. 85.

tion que la résultante de la continuation du mouvement fluxionnaire ?

« Certes, on peut accueillir cette explication comme une vue de l'esprit servant d'expédient pour rendre compte de ce que l'on ne comprend pas ; mais l'accepter comme répondant à un fait positif et acquis, cela ne peut être. Il y a autre chose ici que le mouvement fluxionnaire. Dans ces cas, une première cause intervient, c'est la constipation et l'obligation où est le patient de faire des efforts considérables pour se débarrasser d'un bol fécal volumineux et dur. Deux phénomènes physiologiques se produisent alors ; le bol fécal pousse au-devant de lui la muqueuse rectale comme cela a lieu dans l'état naturel, et l'oblige à franchir l'anus ; avant que ce résultat soit produit, la contraction des fibres circulaires du rectum a amené, par le mécanisme que j'ai déjà indiqué, une nouvelle gêne de la circulation veineuse.

« Les hémorroïdes se gonflent donc bien plus qu'elles ne l'étaient par suite du mouvement fluxionnaire. Elles sortent plus volumineuses que ce mouvement ne les eût faites à lui seul. Leur volume devient d'autant plus grand que l'expulsion est plus lente à se faire, et la lenteur a pour cause, chez certains sujets, outre le volume du bol fécal, une résistance ou tonicité trop grande du sphincter.

« Puis, le bol fécal une fois sorti, la muqueuse ne rentre pas à temps. Le sphincter, aussitôt revenu sur lui-même, la retient en l'étreignant, et en gênant davantage le retour du sang veineux, ce qui est une nouvelle cause de turgescence et explique le volume si considérable que nous trouvons aux hémorroïdes internes procidentes. Le gonflement des hémorroïdes non sorties, celui qui pourrait à la rigueur s'expliquer par une fluxion, n'est rien à côté de cette turgescence, qui est produite par la défécation et la constriction du sphincter anal.

« Voilà pourquoi il faut se garder d'accepter dans son entier la théorie illusoire de STAHL et de MONTÈGRE, et pourquoi il ne faut pas voir un effort salutaire de la nature dans ce gonflement si étroitement lié à des phénomènes physiologiques et normaux. »

Quelle que soit l'interprétation, sur laquelle d'ailleurs nous aurons à revenir, qu'il est légitime d'invoquer en présence de ces tumeurs variqueuses, il n'est pas douteux que, par suite d'excès de différents genres, il ne se produise parfois chez les hémorroïdaires un afflux de sang vers le rectum et une turgescence plus ou moins prononcée. Mais vouloir l'établir comme une règle générale et en faire une fluxion spéciale, c'est aller au delà de ce que l'observation enseigne.

Quant au flux hémorroïdaire, qui résulterait de l'usage des purgatifs drastiques, nous admettons volontiers qu'on en observe parfois des exemples à cette occasion ; mais il reste à prouver que l'hémorragie a lieu en vertu d'une propriété congestive particulière des veines hémorroïdales (FORDYCE BARKER).

Que dire de la menstruation anale régulière et salutaire chez l'homme ? Sinon que les recueils scientifiques n'en possèdent aucune observation indiscutable. Que prétendre encore des hémorragies supplémentaires des règles et des règles déviées par la voie rectale, sinon que les faits n'en sont guère démonstratifs et qu'ils n'ont été, la plupart du temps, transmis que sur la foi des malades. Il est d'ailleurs possible d'interpréter de pareilles hémorragies sans avoir besoin de faire intervenir une puissance particulière, dépendant d'un principe actif.

Enfin, de ce que l'affection variqueuse semblerait être en rapport avec la goutte et le rhumatisme, comme le prouveraient les faits d'accidents arthritiques développés après une suppres-

sion d'un flux hémorroïdal, est-ce là une raison
suffisante pour la regarder comme une manifestation insolite de ces diathèses, et doit-on admettre sans réserves une relation entre la fluxion
hémorroïdaire et la constitution du sujet?

Pour qu'il n'y eût pas lieu d'en douter, il faudrait démontrer : 1° que les hémorroïdes sont
l'apanage des constitutions exclusivement rhu-
matismale, goutteuse ou herpétique ; 2° que la
disparition accidentelle ou provoquée d'un flux
hémorroïdaire est nécessairement suivie de troubles et d'accidents généraux, ayant le caractère
des manifestations de ces diathèses. Or nous sa-
vons que la clinique et la thérapeutique fournissent chaque jour des exemples contraires à l'exactitude de ces assertions.

Cependant, ce n'est pas une raison pour mé-
connaitre le soulagement qu'un flux hémorroïdaire peut parfois apporter dans une économie
entachée de goutte ou de rhumatisme, ni pour
n'avoir pas à craindre que, dans quelques circonstances, l'extirpation de paquets variqueux ne
puisse avoir certain retentissement sur la santé
générale.

Ce sont là des faits indéniables il est vrai,
mais susceptibles d'une autre interprétation,
quel que soit l'état constitutionnel de l'individu.

Aussi, malgré la faveur immense dont la théorie fluxionnaire jouissait depuis plus d'un siècle, on conçoit que ses adversaires, forts des arguments que nous venons d'esquisser rapidement, allaient tenter de l'ébranler et de lui substituer une autre théorie.

C'est ainsi que prit naissance la théorie de la stase mécanique.

2° *Théorie de la stase mécanique.* — Cette théorie s'appuie sur les considérations anatomiques et physiologiques suivantes : La déclivité des veines du rectum, l'absence de valvules dans le système porte et la constipation. Pour VERNEUIL et GOSSELIN ces causes sont manifestes et il en est encore une autre sur laquelle ces auteurs ont insisté : c'est l'étranglement que subissent, au travers des parois musculaires du rectum, les veines hémorroïdales ou plutôt les anastomoses qui, en les unissant, constituent de véritables canaux de dérivation.

Traversant des espèces de boutonnières musculaires, ces canaux seraient susceptibles d'être oblitérés, lorsque les sphincters se contractent, de telle sorte que le sang ne pourrait plus se dériver, s'échapper du côté des veines hémorroïdales externes et moyennes, ni de celles-ci vers les veines hémorroïdales supérieures. Ajoutons, en outre, que dans les efforts, principalement dans les efforts de la défécation, il y aurait, par suite de l'excès de tension dans le système porte, une gêne au retour du sang par les veines hémorroïdales supérieures.

Il en résulterait alors une distension des veines rectales, qui, tout d'abord momentanée, ne tarderait pas à devenir permanente, lorsque ces troubles mécaniques viendraient à se répéter fréquemment. Même opinion a été soutenue par différents auteurs, parmi lesquels nous devons citer FONTAN[1] et DURET.

Pour le premier, la contraction du sphincter est tout, et, faisant bon marché des autres causes locales ou générales, telles que l'absence de valvules, la position déclive, la constipation, la grossesse, etc., il admet aussi une contracture primitive essentielle, qui peut revêtir les formes suivantes : le spasme, la contracture simple indolente, la sphinctéralgie simple et la sphinctéralgie fissurale. « A l'état physiologique, dit-il, il y a trois modes d'étranglement des veines hémorroïdales et, par extension, trois modes de production des varices ano-rectales : par action des boutonnières musculaires ; par action simul-

1. FONTAN, *Moniteur de thérapeutique et Traitement médical des hémorroïdes*, 1877.

tanée des fibres longitudinales et circulaires ; par action des sphincters externe et interne. »

Quant à DURET[1], après avoir exposé les différentes causes qui peuvent déterminer les hémorroïdes et après avoir examiné en détail le mécanisme de leur formation, à propos de laquelle il cite spécialement l'action vaso-motrice réflexe, il pose comme axiome que la physiologie de l'effort domine presque exclusivement la pathogénie des hémorroïdes. Voici d'ailleurs en quels termes il s'exprime, relativement à l'influence de la constipation en particulier.

« Lorsque les individus sont constipés, ce n'est pas seulement parce que les matières fécales compriment les vaisseaux du rectum que les hémorroïdes se produisent, mais surtout parce que les malheureux patients font des efforts gigantesques et parce que ces efforts amènent dans la veine cave et dans les veines hémorroïdales internes une distension considérable des parois veineuses.

D'autre part, comme le plus souvent les selles sont infructueuses, le sphincter ne se dilate pas, les canaux de dérivation ne sont pas suffisamment ouverts, ce qui augmente encore la stagna-

1. DURET, *loc. cit.*

tion du sang dans les veines hémorroïdales internes et surtout dans leur réseau et dans leurs ampoules terminales. »

Malgré les arguments que les défenseurs de cette théorie physiologique ont fait valoir avec une autorité et un talent bien propres à entraîner la conviction, malgré la part d'influence qu'il faut reconnaître aux conditions anatomiques qu'ils ont invoquées, quelques objections, dont il n'est pas possible de faire litière complète, se sont élevées contre cette façon de comprendre la pathogénie des hémorroïdes.

C'est ainsi qu'on a allégué que la théorie de la stase sanguine était impuissante à expliquer le mode de production des hémorroïdes externes, puisque ces dernières ne présentent aucun rapport avec des anneaux musculaires.

D'autre part on a soutenu que l'intermittence des tumeurs hémorroïdaires, ainsi qu'on le note souvent, était inexplicable avec l'existence d'une stase mécanique, dont la conséquence doit être la permanence de la lésion. Enfin on a élevé quelques doutes sur l'existence réelle des boutonnières musculaires, qui exposeraient les veines à une compression et à une oblitération de leur cavité.

Sur les deux premières objections nous n'avons

pas à insister, convaincus qu'il ne faut pas en exagérer la valeur et que, dans l'espèce, il est possible d'en donner une interprétation nullement contraire à l'hypothèse de la théorie. Quant à l'étranglement par les boutonnières musculaires, il n'aurait pas, aux yeux de quelques chirurgiens, l'importance qu'on lui a prêtée.

D'après ALLINGHAM, « la contraction des fibres circulaires et longitudinales de l'intestin favorise et ne gêne pas la circulation de retour. Les boutonnières, qui découpent les parois musculaires du rectum, jouent le rôle de valvules et soutiennent la colonne sanguine qui se rend au foie, et, bien loin de causer la stase du sang, elles la préviennent en empêchant la régurgitation dans les états congestifs de cet organe. »

En regard de cette opinion, qui ne met pas en doute l'existence de ces boutonnières musculaires, tout en leur attribuant une action opposée, il convient de rappeler que quelques pathologistes refusent de les admettre. C'est ce que nous lisons dans les lignes suivantes, dans lesquelles QUÉNU émet, en outre, cette opinion que les hémorroïdes doivent être souvent d'origine infectieuse : « J'assure, dit cet auteur [1], n'être pas

---

1. QUÉNU, *Bull. Soc. anat.*, fév. 1892, p. 107.

très convaincu de la réalité de cette oblitération veineuse par des boutonnières musculaires. Sur tout le trajet de l'estomac et de l'intestin les veines passent de la couche sous-muqueuse à travers un double plan de fibres lisses; il n'y a donc là rien de spécial au rectum.

« J'admettrais qu'une contracture véritable, c'est-à-dire l'exagération de la tonicité, apportât une gêne à la circulation du groupe inférieur; mais cette contracture est le plus souvent un accident même des hémorroïdes ou d'une fissure d'un anus hémorroïdaire, elle est donc consécutive et non antérieure à leur production. Du reste, il faut bien avouer que la dilatation de l'anus, souveraine contre les accidents des hémorroïdes, est absolument insuffisante à guérir ces dernières. Il faudrait enfin qu'on nous montrât anatomiquement l'existence d'anneaux musculaires autour des veines, comme cela existe dans les parois utérines. Je ne crois pas que cette constatation ait jamais été faite. En somme, malgré ce qu'a d'ingénieux cette théorie physiologique édifiée successivement par les travaux de Gosselin, de Verneuil et de Duret, j'ose dire qu'elle n'est ni démontrée, ni satisfaisante.

« Je suis loin de nier pour cela l'influence des causes mécaniques; il suffirait d'invoquer, si on l'oubliait, le développement des varices rectales dans les cas de gêne de la circulation porte, dans les maladies du cœur, dans la cirrhose atrophique du foie, dans les tumeurs abdominales, etc., mais je pense, comme DUPLAY, « que la théorie exclu-« sive de la stase mécanique due aux efforts de la « défécation et aidée des conditions anatomiques « particulières qui régissent la circulation vei-« neuse du rectum » est incapable de rendre compte dans la plupart des cas du développement des hémorroïdes.

« J'ai écrit, dans le *Traité de chirurgie* (vol. II), que la condition essentielle à la production des varices est l'altération de la paroi veineuse, la phlébite.

« La cause de cette altération peut être très variable, mais que la phlébite soit d'origine trau-matique comme dans les fractures fermées, qu'elle succède à la fièvre typhoïde, à la septicé-mie puerpérale, ou à une infection banale quel-conque, le résultat est toujours le même, c'est la substitution d'un tissu conjonctif inerte à une paroi antérieurement réagissante, de par son élasticité et sa musculature. Aussi, en tenant compte des modifications de structure imputables aux dystrophies constitutionnelles, il nous paraît tout simple de ne pas aller, pour les veines de

l'anus, chercher trop loin une cause fréquente
d'altération et d'inflammation.

« L'extrémité inférieure du rectum n'est-elle pas
de toutes les régions la moins préservée contre
toutes les chances possibles d'infection? Les éléments infectieux ne manquent pas, les inoculations sont faciles, provoquées par une éraillure,
une éruption insignifiante et les petits traumatismes incessants qui accompagnent les déféca-
tions un peu laborieuses; c'est de la sorte, d'après
nous, qu'il convient d'interpréter le grand rôle
pathogène de la constipation.

« Il est facile de faire rentrer dans le même
ordre de causes toutes celles qui ont été signalées
par des hommes très compétents, tels que ALLIN-
GHAM et dont quelques-unes paraissent au premier
abord contradictoires; je cite, à côté de la constipation, la diarrhée, les écoulements, le défaut
de propreté, l'absence d'ablutions, le fait de s'es-
suyer avec du papier d'imprimerie grossier,
l'irritation par des helminthes, l'abus des purgatifs, etc.; on ne peut m'objecter l'influence héré-
ditaire, car je pourrais dire que, comme la plupart
des maladies, cette influence se traduit à la fois
par une aptitude plus grande à subir l'effet de
causes extérieures et par une plus grande facilité
à les faire naître.

« En résumé, sans vouloir être exclusif, je pense qu'il conviendrait d'envisager désormais la pathogénie des hémorroïdes sous un autre point de vue qu'on ne l'a fait jusqu'ici : la phlébite est primitive et le résultat de petites inoculations anales. »

3° *Théorie nerveuse par ralentissement de la nutrition*. — De l'exposé critique de ces théories, il ressort manifestement ce fait : c'est que ni l'une ni l'autre ne donnent une solution péremptoire et d'une application générale de la pathogénie des hémorroïdes. Dans chacune d'elles il y a une part de vérité, mais toutes les deux sont justiciables d'objections et de critiques fondées sur des faits avérés d'observation.

Si l'on doit s'empresser de reconnaître la légitimité de certains arguments, que l'on a fait valoir en faveur de l'une et l'autre, et l'exactitude d'interprétation de certains phénomènes cliniques et anatomo-pathologiques, dont on a habilement tiré parti pour en établir le bien fondé, ce serait manquer à la vérité scientifique que d'accorder exclusivement à chacune de ces théories la prétention d'avoir résolu la genèse intime de l'affection hémorroïdaire.

Pour qu'il en fût ainsi, il faudrait que ces conceptions théoriques ne fussent jamais en défaut et que, par conséquent, elles fussent applicables à tous les exemples d'hémorroïdes. Or, il est de toute évidence que chacune d'elles ne peut être généralisée ; c'est là le défaut capital dont elles sont passibles.

Une théorie pathogénique n'est, en effet, acceptable qu'à la condition de pouvoir être appliquée à tous les faits bien observés.

Si, jusqu'à ce jour, malgré les efforts que l'on a tentés en ce sens, on n'a pas encore réalisé cette conception, il est possible d'espérer que l'étude, de jour en jour plus féconde, de la pathologie du système nerveux, y conduira.

Ce n'est assurément là qu'une hypothèse, mais nous sommes d'autant plus enclin à bien augurer de son avenir que ce pressentiment de l'influence du système nerveux a déjà été exprimé par différents auteurs en termes que nous nous plaisons à reproduire *in extenso*.

« L'intervention de l'appareil vaso-moteur, a écrit VULPIAN[1], n'est guère douteuse non plus dans tous les cas où se produisent des hémorragies supplémentaires. Quel que soit le mécanisme de l'hémorragie (chez les femmes mal réglées ou accidentellement aménorrhéiques), la congestion

---

1. VULPIAN, *App. vaso-moteurs*, t. II, p. 524.

qui lui donne naissance est le résultat d'une action vaso-dilatatrice, d'origine périphérique.

« Le point de départ de l'irritation provocatrice est transmise aux centres nerveux et elle suspend l'activité des parties de ces centres, qui régissent la tonicité des vaisseaux de l'utérus. Une congestion se produit alors, elle augmente peu à peu; lorsqu'elle est parvenue à un certain degré, les vaisseaux laissent échapper, au travers de leurs parois, du sérum et des globules sanguins en proportions variées.

« Ce que nous venons de dire de l'hémorragie menstruelle s'applique aux flux sanguins hémorroïdaux. Il se fait aussi, dans les cas d'hémorroïdes, un travail local, préparatoire, irritatif, plus ou moins douloureux, qui détermine une congestion vasculaire de plus en plus intense de la membrane muqueuse anale par le mécanisme que nous venons d'indiquer.

« Ces phénomènes, qui disparaissent souvent sans amener la moindre hémorragie, donnent lieu, dans certain cas, et d'une façon constante, chez certains sujets, à une issue de sang soit par rupture des petits vaisseaux les plus superficiels de la région malade, soit par diapédèse sanguine au travers des parois de ces vaisseaux. »

« Les causes, dit Duret[1], qui peuvent déterminer la formation des hémorroïdes sont nombreuses et peuvent être divisées en trois classes; » parmi celles qu'il qualifie de physiologiques se trouve citée : *La dilatation par action vaso-motrice réflexe.*

Lancereaux[2] formule encore plus nettement cette influence nerveuse : « Varices et hémorroïdes, dit-il, paraissent être l'effet de fluxions répétées ou suivies d'un travail physiologique, subordonné à l'*influence du système nerveux*, et par conséquent de simples troubles trophiques. »

Follin et Duplay[3] s'expriment ainsi : « Pour le développement des hémorroïdes, il faut tenir compte d'un élément de même nature. Nous voulons parler de la congestion des veines rectales provoquée par des *troubles vaso-moteurs réflexes.*

« Un travail irritatif se produisant du côté de la muqueuse rectale détermine, vers les centres nerveux vaso-moteurs qui président à la circulation de cette région, une excitation qui provoque une congestion de plus en plus intense des vaisseaux du rectum. »

1. Duret, *loc. cit.*
2. Lancereaux, Thèse de Goudet : Montpellier 1884.
3. Follin et Duplay, *Traité de path. ext.*, tome VI, p. 451.

Dans son article « varicocèle », Segond[1], après avoir émis cette hypothèse que la gène circulatoire et l'hyperémie suffisent peut-être, dans certains cas, à déterminer directement la phlébite chronique génératrice des varices du scrotum, ajoute : « On pourrait aussi se demander si des *lésions nerveuses préexistantes* ne seraient pas susceptibles de déterminer des troubles nutritifs assez accusés pour créer de toutes pièces les lésions caractéristiques des varices. On sait, en effet, que, pour expliquer l'excessive fréquence des varices chez les *pellagreux* de la haute Italie, Rienzi accuse les alcaloïdes du maïs fermenté de paralyser les centres vaso-moteurs et de provoquer ainsi dans la paroi des vaisseaux une hyperémie neuro-paralytique, dont la phlébite chronique serait la conséquence. »

Nous trouvons encore la même idée reproduite dans les conclusions suivantes qui terminent la thèse de Léonardi[2] sur la pathogénie des varices chez les femmes enceintes. L'auteur les divise en trois classes :

Varices produites par une compression veineuse, la nutrition des parois veineuses étant

1. Segond, *Dictionnaire de Méd. et Chir. pratiques*, t. XXXVIII, p. 253.
2. Léonardi, Th. de Paris, 1888.

modifiée par une *perturbation de l'influx nerveux.*

Varices produites sous l'influence d'un réflexe, dont le point de départ est l'utérus gravide.

Varices produites par des causes occasionnelles multiples, amenant les lésions des racines sous l'influence de l'*état neuro-pathologique de l'organisme.*

Enfin, pour PEYROT [1], il ne paraît pas possible d'attribuer le développement des hémorroïdes à un seul mode pathogénique.

« Les conditions anatomiques sont inséparables des conditions physiologiques, et réciproquement, de telle sorte que ces deux influences se complètent l'une l'autre. Toutefois, il attribue un rôle considérable à la congestion veineuse qui, tantôt passive, tantôt active, est sans doute liée à des *influences vaso-motrices* importantes. »

Quoique émises sous une forme parfois dubitative, ces remarques concernant l'influence du système nerveux sur la production des varices en général ne devaient pas être passées sous silence, et, bien que l'observation directe n'en ait pas encore consacré la justesse, nous les avons enregistrées avec d'autant plus de soin que les études, poursuivies dans cette voie, révéleront peut-être

1. PEYROT, *Manuel de path. ext.,* t. III, 1887.

un jour qu'un trouble nerveux primitif est le véritable point de départ de toute hémorroïde.

A priori la pathogénie de ces lésions vasculaires, ainsi comprise, ne soulève aucune objection de valeur, et elle s'accorde presque sans restrictions avec le mécanisme suivant de la formation des hémorroïdes.

On n'ignore pas, en effet, que si par une cause déterminante quelconque une déviation de la nutrition, ou mieux un trouble par ralentissement de la nutrition vient à se produire, l'on peut voir apparaître dans l'économie, aussi bien sur un tissu que sur l'autre, diverses manifestations de nombre et d'intensité variables.

Or les hémorroïdes nous semblent être une de ces manifestations. Par l'intermédiaire de l'appareil vaso-moteur atteint dans son intégrité et par suite dans ses fonctions, la dilatation vasculaire (1er degré de la phlébite) se crée peu à peu ; tantôt elle s'accentue et se complique d'accidents divers, intermittents ou persistants, tenant au siège de la lésion ; tantôt elle rétrograde, diminue ou, après s'être révélée quelque temps plus ou moins brusquement, elle s'atténue au point de faire douter de son existence pourtant persistante.

De concurrence avec cette ectasie se développent dans les parois des vaisseaux des altérations plus prononcées, caractéristiques de la phlébite chronique et pouvant être telles dans leur évolution, qu'elles franchiront ou non, suivant les circonstances, les divers degrés de l'affection inflammatoire. Puis surviennent, dans la suite, des lésions de voisinage variées, d'ordre purement secondaire.

D'autre part l'hémorroïde, quelle que soit la période de développement qu'elle ait atteinte, peut, à de certains moments, subir des modifications congestives ou inflammatoires, qui dépendent soit d'une action générale, d'origine nerveuse ou de toute autre origine, soit d'une action locale, mécanique ou fluxionnaire.

Cette conception pathogénique a non seulement l'avantage de répondre à la totalité des cas, mais encore de n'être passible d'aucune des objections dirigées contre les autres théories, dont elle utilise ce qu'elles ont d'indiscutable et dont elle peut être considérée comme une sorte de synthèse, munie de la base originelle qui leur fait défaut.

En effet, si l'on envisage cette théorie au quadruple point de vue de la pathogénie, de la nature de la lésion, de la symptomatologie et de la thérapeutique de la maladie, elle nous paraît laisser planer peu d'obscurité sur tout ce qui compose son histoire.

Au point de vue pathogénique et étiologique, la varice hémorroïdale est la conséquence d'un état asthénique du système nerveux, d'origine variable, dont l'influence est primitive, et de causes adjuvantes plus ou moins nombreuses, d'ordre anatomique, physiologique ou pathologique, qui n'agissent que secondairement et incidemment.

Elle ne peut donc pas être l'apanage exclusif de telle ou telle constitution, et sa fréquence relative, plus grande chez certains sujets, ne trouve sa justification que par suite d'altérations nerveuses plus communes chez eux.

Quant au substratum anatomique, caractérisé par les altérations ordinaires des varices, on ne peut en concevoir la formation et les variations de son évolution, avec périodes indéterminées d'arrêt, qu'en invoquant le mode d'origine et les conditions secondaires adjuvantes précités. A défaut de cette interprétation, le processus morbide cesse d'être compréhensible dans l'universalité des cas.

Vient-on à analyser les phénomènes symptomatiques par lesquels se manifestent les varices hémorroïdales, il paraît alors rationnel de ne les regarder que comme l'expression variée de troubles trophiques, subordonnés à l'état morbide des centres vaso-constricteurs et des centres vaso-dilatateurs.

Cette manière de scruter la question n'est incompatible ni avec la stase mécanique, de réalité incontestable, ni avec le mouvement fluxionnaire qui, dans certains cas, se surajoute à cette dernière et qui n'est probablement dû qu'à des spasmes musculaires. D'ailleurs, quelle que soit la cause déterminante de ce complexus pathologique, il relève bien probablement d'une cause plus générale et n'est sans doute que la conséquence de la perturbation primitive qui a envahi le système nerveux.

Cette perturbation, dont l'importance ne doit pas être négligée dans l'application des préceptes thérapeutiques, paraît être *l'origine réelle de l'affection hémorroïdaire*. Ce serait, en un mot, la véritable cause primordiale, déterminant, si l'on veut rappeler une expression exacte, un défaut dans la qualité de l'étoffe veineuse, mais ne choisissant pas nécessairement comme champ d'action un terrain soi-disant prédisposé à subir une des manifestations de ce que l'on a improprement désigné sous le nom de diathèse variqueuse.

TROISIÈME PARTIE

SYMPTOMATOLOGIE ET DIAGNOSTIC DES HÉMORROÏDES EXTERNES ET DES HÉMORROÏDES INTERNES

CHAPITRE PREMIER

SYMPTÔMES DES DIVERSES VARIÉTÉS DES HÉMORROÏDES EXTERNES. LEUR TERMINAISON PAR RÉSOLUTION, INDURATION ET SUPPURATION.

Ces hémorroïdes qui, comme nous l'avons dit, siègent toujours au-dessous des sphincters et sont, par conséquent, constamment placées à l'extérieur, diffèrent entre elles suivant leur constitution, leur nombre, leur volume, et suivant qu'elles sont flasques, turgescentes ou indurées.

Si elles se sont développées assez loin de l'orifice anal, elles ont alors pour enveloppe externe la peau, dont elles présentent l'aspect extérieur rosé. Ce sont les *hémorroïdes cutanées*.

Quand leur paroi externe est tout à la fois formée par la peau et par la muqueuse, ou plutôt par une membrane mince rosée en dehors et de teinte plus foncée en dedans, tenant l'intermédiaire entre les deux enveloppes tégumentaires, elles sont dites *cutanéo-muqueuses* ou *intermédiaires*.

Enfin ne sont-elles constituées que par l'origine de la membrane muqueuse rectale, qui prend une teinte sombre, c'est alors à la variété dite *hémorroïdes muqueuses externes* que l'on a affaire.

Conformation extérieure. — De ces trois variétés, les deux premières sont aussi fréquentes qu'est exceptionnelle la dernière.

Le volume de ces tumeurs est variable; entre la grosseur d'une noisette et celle d'une châtaigne on observe tous les intermédiaires, bien qu'en général elles soient peu volumineuses.

Tantôt uniques, tantôt multiples, elles sont le plus souvent implantées irrégulièrement sur les côtés de l'anus, fort rarement en avant ou en arrière. Parfois leur disposition est telle qu'elles forment un demi-bourrelet, si elles occupent une moitié du contour anal, ou un bourrelet circulaire complet et irrégulier, une sorte de couronne mamelonnée, quand elles siègent tout autour de l'anus.

Elle peuvent se présenter sous trois états : état de flaccidité, de turgescence ou d'induration. Sous chacune de ces formes elles se dévoilent à nos sens par des caractères physiques différents, dont l'apparition est, dans la majorité des cas, précédée ou accompagnée de divers troubles fonctionnels, plus ou moins accusés, que nous allons rapidement esquisser.

Prodromes. — Quelle que soit la cause déterminante qui ait été mise en action (constipation opiniâtre, excès de différentes sortes, traumatismes de la région anale, etc.) et à part les cas où il est donné de découvrir des hémorroïdes flasques, dont rien n'était jamais venu déceler la présence, le début de l'affection est habituellement marqué par une sensation de chaleur, de tension ou de pesanteur pénibles du côté de la région anale.

Peu à peu ces phénomènes s'accentuent, des douleurs apparaissent et déjà assez marquées dans la position assise, dans la station debout et dans la marche, elles deviennent surtout vives lorsque le malade se livre à la défécation ; quelquefois elles sont accompagnées de fréquents besoins d'uriner, qui sont suivis d'une insignifiante mais douloureuse émission de liquide.

Généralement ces accidents acquièrent peu

d'intensité et ne donnent lieu à aucune réaction
fébrile capable d'aliter complètement les malades. La crise, en un mot, n'est que légère, et,
après quelques jours de durée, elle s'éteint graduellement souvent pour ne jamais reparaître.
Malheureusement ce n'est pas là une règle absolue. De temps en temps on est à même de voir
récidiver, soit plusieurs fois dans la même année,
soit à intervalles plus éloignés, de semblables
accidents pouvant constituer, par une plus grande
violence, ce que l'on a décrit sous le nom de
crise ou *attaque d'hémorroïdes.*

« Cette attaque, dont nous empruntons la description à Daniel Mollière, débute par l'apparition d'une petite tumeur globuleuse, dure, bleuâtre, excessivement douloureuse à la pression et
au plus léger frottement. Il est parfois possible,
pendant les premières heures, d'en faire rentrer
le contenu dans le torrent circulatoire à l'aide de
pressions méthodiques entre le pouce et l'index
(manœuvre qui est très démonstrative, mais n'a
pour le patient aucune utilité et ne lui procure
même pas un soulagement passager).

« Les douleurs, dont ces varices sont le siège,
ne tardent pas à déterminer des phénomènes
spasmodiques, des épreintes, et ces contractions
incessantes du sphincter ont pour résultat, non

seulement d'augmenter l'afflux du sang veineux dans la tumeur, mais encore de l'attirer en haut dans l'anus. C'est surtout à ces spasmes que doivent être attribuées ces atroces souffrances qui caractérisent les attaques d'hémorroïdes.

« En effet, le malade commence-t-il à reposer après une longue nuit d'insomnie, ces spasmes, dont la chaleur du lit exagère la fréquence et l'intensité, viennent le réveiller, faisant naître dans la région des élancements douloureux, et, quand ils s'apaisent, ce sont des battements qui leur succèdent, battements analogues à ceux que l'on éprouve dans les doigts en cas de panaris.

« Le malade alors se lève, il croit avoir des matières à expulser, mais son rectum est vide et ses efforts n'aboutissent qu'à le faire souffrir davantage. La réaction générale ne se fait pas longtemps attendre, et elle est d'ordinaire assez forte : Fièvre intense avec frissons, langue saburrale, inappétence, nausées, constipation, etc. »

Si, l'affection définitivement constituée, on examine en détail les tumeurs hémorroïdaires dans les différents états, sous lesquels elles s'offrent à l'exploration, voici ce que l'on constate :

a. — SYMPTÔMES DES HÉMORROÏDES FLASQUES

Les *hémorroïdes flasques*, ordinairement de
très petit volume, forment des excroissances ou
des bosselures cutanées, sèches et ridées à leur
surface; elles sont souples, mollasses et indolentes au toucher.

Quand il en existe plusieurs, elles sont séparées les unes des autres par des plis ou par
des sillons plus ou moins accusés. Remarquons
avec Virchow que, chez certaines personnes non
hémorroïdaires, on peut rencontrer autour de
l'anus des replis et des saillies, qui ne sont autre
chose que des duplicatures de la peau fort peu
vasculaires; il importe donc de ne pas confondre
ces replis avec cette variété d'hémorroïdes.

Ces dernières, d'habitude, ne donnent lieu à
aucun symptôme fonctionnel, et, si quelques
malades n'avaient pas gardé le souvenir qu'à une
époque antérieure ils ont éprouvé une sensation
de gêne locale pendant plusieurs jours, on pourrait croire que ces tumeurs se sont formées sans
se manifester d'aucune façon.

Ce mode de développement presque silencieux
n'est pas le seul que nous fournit l'interrogatoire des malades. Chez la plupart, au contraire,

cet état de flaccidité n'est que consécutif à une ou plusieurs poussées congestives, accompagnées des divers accidents que nous avons déjà relatés.

Ainsi transformées, ces hémorroïdes peuvent rester longtemps dans cet état d'indolence et n'accuser leur présence d'aucune façon, mais parfois aussi elles deviennent le siège d'une légère congestion, qui dure fort peu de temps et qui ne détermine qu'une sensation de cuisson et de démangeaison, dont aucune lésion cutanée, aucune excoriation périphérique ne peut rendre compte.

b. — SYMPTÔMES DES HÉMORROÏDES TURGESCENTES

A l'état de *turgescence*, c'est-à-dire de gonflement douloureux et habituellement passager, ces tumeurs, qu'on aperçoit entre les plis rayonnés de l'anus, prennent une teinte rose ou violacée, suivant qu'elles sont recouvertes par la peau ou par la muqueuse. Lorsque cette dernière est relâchée et procidente, elle arrive à recouvrir en totalité le bourrelet sous-sphinctérien, et n'étaient les anamnestiques on pourrait, à la rigueur, commettre l'erreur de croire à des hémorroïdes internes procidentes.

Lisses, tendues, consistantes, plus ou moins douloureuses au toucher, elles sont arrondies ou globuleuses et elles adhèrent à l'anus par une base d'implantation assez large. Tout autour d'elles, les tissus sont, de temps à autre, rouges, gonflés, œdémateux et toute la région ano-périnéale est occupée par des douleurs.

Cette turgescence inflammatoire s'accompagne, à des degrés variables suivant l'intensité de la crise et suivant les individus, des troubles fonctionnels locaux et généraux, que nous avons mentionnés plus haut ; puis, après une période de quelques jours, la maladie affecte l'une des terminaisons suivantes : la résolution, l'induration ou la suppuration.

1° *Résolution*. — La terminaison par *résolution* est assurément celle que l'on note le plus fréquemment, et elle a d'autant plus de chances de se produire que les phénomènes inflammatoires ont été moins intenses. Au bout de trois ou quatre jours, pendant lesquels les accidents arrivent à leur apogée, survient une période stationnaire de même durée ; puis, peu à peu, les troubles fonctionnels locaux et généraux s'amendent, les tumeurs diminuent de volume et, en peu de temps, la crise a définitivement pris fin.

Dans quelques cas, la résolution est complète ;

aussi quand on examine la région anale ne trouve-
t-on, pour ainsi dire, plus trace de tuméfaction
variqueuse. Le plus souvent elle est incomplète :
il se produit alors une transformation qui aboutit
à la formation d'excroissances indolentes et ro-
sées, d'hémorroïdes flasques en un mot, qui, à
l'avenir, vont persister dans cet état. A plus forte
raison en est-il ainsi, si antérieurement à l'attaque, les tumeurs qui sont devenues turgescentes étaient déjà des hémorroïdes de cette
nature ; elles reprennent dès lors l'aspect qu'elles
avaient primitivement, avec cette différence
toutefois que leur volume reste un peu plus
considérable.

Le mécanisme de cette transformation n'est
pas toujours le même. Ou bien il se fait une
résorption du sang coagulé, contenu dans la
cavité veineuse, qui est restée, ou non, en communication avec la circulation générale ; ou bien
la paroi de l'ampoule se déchire au moment
d'une défécation et le caillot est expulsé en même
temps que les matières fécales.

D'après quelques auteurs anciens, cette expulsion du sang au dehors n'aurait pas toujours
lieu ; le liquide s'accumulerait dans le tissu cellulaire et y formerait un kyste. Quoi qu'il en soit
de ce dernier point, sur lequel l'accord n'est pas

encore fait, le double mécanisme, que nous venons d'indiquer, n'est pas contestable, et dans l'un comme dans l'autre cas, la tumeur, persistant à l'état de flaccidité, ne subit qu'une transformation partielle, car il est toujours possible de retrouver à son centre la veine, dont la cavité n'a pas complètement disparu.

Ce caractère des hémorroïdes flasques distingue ces dernières des *marisques*, c'est-à-dire de ces hémorroïdes desséchées, sortes de prolongements cutanés flétris, dans lesquels, après la résorption du sang, l'inflammation a eu pour effet de déterminer l'oblitération de la veine, en l'isolant de ses aboutissants vasculaires.

Lorsque la turgescence s'est terminée par résolution, partielle ou totale, on a noté qu'en général elle n'avait pas de tendance à reparaître; les récidives, en effet, ne sont pas très communes; c'est un fait qui mérite d'être consigné, car il est spécial aux hémorroïdes externes, la fréquence des récidives étant, au contraire, la règle pour les hémorroïdes internes.

2° *Induration*. — Quand les phénomènes inflammatoires passent de l'état aigu à l'état chronique, ils ont pour conséquence de provoquer une induration de l'hémorroïde, dont la texture subit diverses modifications. La petite tumeur, le plus souvent œdémateuse et rosée, est formée, à la périphérie, par un tissu blanc et dur, notablement vasculaire, et, au centre, par une sorte de trame fibreuse, qui s'est substituée au trajet canaliculaire veineux, dont les parois se sont plus ou moins intimement soudées.

Dans cet état, la tumeur n'est plus susceptible de présenter une nouvelle turgescence; aussi est-elle, la plupart du temps, indolente. Toutefois il est des exceptions et certains individus se plaignent de ressentir, les uns, une douleur continue, sourde, peu intense, et les autres des cuissons, des démangeaisons fort pénibles ou d'assez vives souffrances.

La première de ces sensations douloureuses doit être attribuée à la compression que subit cette hémorroïde, chroniquement enflammée, dans la station assise et dans l'acte de la défécation, toutes les fois, en un mot, qu'elle se trouve comprimée.

Quant aux autres accidents, ils tiennent à la présence de lésions cutanées qui se développent ou dans les régions anale, périnéale et fessière, ou à la surface des bourrelets hémorroïdaux. Ces lésions, dont le caractère est d'être très tenace ou de récidiver avec la plus grande facilité, sont ordinairement des *érythèmes humides*, des *eczémas* ou des *excoriations*, dont le contact par tout objet extérieur réveille très vivement leur sensibilité.

C'est encore à ces excoriations, affectant la forme de fissures ou de gerçures plus ou moins larges, mais peu profondes, qu'il faut rattacher les souffrances intolérables qu'accusent quelques personnes, porteurs de cette variété d'hémorroïdes externes muqueuses, dites hémorroïdes intermédiaires.

Ces dernières, habituellement petites, à surface lisse et rougeâtre, ne provoquent d'ordinaire aucun trouble fonctionnel : mais que la muqueuse très mince qui les recouvre vienne à être froissée ou déchirée par le bol fécal ou par quelque corps étranger irritant, il se produit alors un écoulement de sang et la solution de continuité, au lieu de se cicatriser, se transforme en fissure douloureuse.

3° *Suppuration.* — Des différents modes de terminaison auxquels donne lieu l'inflammation des hémorroïdes externes, la *suppuration* est l'un des plus rares. C'est là une remarque de chaque jour, qui ne souffre aucune discussion.

Lorsqu'elle se déclare, et l'on peut, en pareil cas, se demander si l'inflammation n'a pas été d'emblée spéciale et consécutive à quelque inoculation septique, tantôt elle se développe autour

de la dilatation veineuse, tantôt dans son intérieur. Rougeur diffuse, gonflement œdémateux,
vives douleurs et réaction fébrile plus ou moins
prononcée, tels sont les principaux symptômes
de ces abcès périphlébitiques et phlébitiques cir-
conscrits, qui n'ont jamais été le point de départ
d'infection purulente, bien que l'on soit en présence d'une endophlébite suppurée. Abandonnés
à eux-mêmes, ces abcès s'abcèdent, mais il n'est
pas rare d'observer, à leur suite, des fistules sous-
cutanées; largement ouverts, ils guérissent sans
accidents.

CHAPITRE DEUXIÈME

Diagnostic différentiel : *Fissure, fistule, condylome, épithélioma, végétation.* — **Diagnostic étiologique.**

Le diagnostic de ces hémorroïdes, quelle que soit la variété qu'elles affectent, n'offre en général aucune difficulté. Qu'il nous suffise donc de rappeler brièvement les affections de la région anale, dont certains de leurs symptômes seraient de nature à faire supposer l'existence de tumeurs hémorroïdaires.

En premier lieu se présentent les *fissures* et les *fistules* simples, qu'on reconnaîtra aisément en constatant qu'en outre de leurs symptômes ordinaires, elles ne reposent sur aucune saillie variqueuse. Même remarque doit être faite à l'égard des *plaques muqueuses*, fissurales ou non, et de la *chancrelle*. Mais il faut être prévenu que ces affections peuvent être une complication des hémorroïdes ; aussi s'impose l'obligation de rechercher soit dans les antécédents, soit dans l'état actuel de la région, si les unes ne sont pas d'origine hémorroïdale et si les autres ne se sont pas développées sur un anus hémorroïdaire.

Les *condylomes*, qui ont une certaine analogie avec les hémorroïdes indurées, sont reconnus aux caractères suivants : ils siègent de préférence au niveau de la commissure postérieure de l'anus ; composés de deux parties latérales aplaties, ils laissent voir une surface généralement rugueuse, due à l'hypertrophie du derme, et, à moins d'être ulcérés, ils sont indolents ; dans quelques cas ils sont accompagnés de diverses manifestations syphilitiques.

L'*épithélioma*, ayant primitivement pour siège la région anale, ce qui n'est pas fréquent, ne peut prêter à la confusion que dans la première période de son développement, alors qu'il n'est pas ulcéré. Il constitue une petite tumeur beaucoup plus dure que l'hémorroïde et donnant au toucher une sensation spéciale, que l'on ne rencontre pas chez cette dernière. Lorsque l'ulcération a envahi le néoplasme, ses caractères et l'envahissement assez précoce des ganglions inguinaux ne permettent pas de le méconnaître.

Quant aux *végétations*, si communes à la région anale, nous ne les signalons que pour mémoire, tant il est facile de ne pas les confondre avec des hémorroïdes.

Lorsque le diagnostic de celles-ci n'est plus discutable, deux autres questions, qui intéressent le traitement, doivent être résolues. Ces tumeurs existent-elles seules ou coïncident-elles avec des hémorroïdes internes? Sont-elles *idiopathiques* ou *symptomatiques*? Par le toucher rectal on sera renseigné sur l'état variqueux, ou non, du rectum et par un examen complet de tous les viscères sur l'origine des varices hémorroïdales externes.

CHAPITRE TROISIÈME

Étranglement et inflammation : *Terminaison par résolution, gangrène, suppuration et induration.*

L'étude des manifestations symptomatiques de ces hémorroïdes, dont le développement primitif a lieu à l'intérieur du rectum, ce qui leur a valu leur épithète d'internes, doit être présentée en paragraphes distincts, car elle diffère suivant que ces hémorroïdes, précédées, ou non, de prodromes, restent cachées ou viennent faire hernie en dehors de l'anus, suivant, en un mot, qu'elles sont non procidentes ou procidentes.

Sous cette dernière forme, elles peuvent être réductibles ou irréductibles ; en outre les unes et les autres tantôt flasques, tantôt turgescentes, sont susceptibles de s'enflammer ou de se compliquer d'hémorragie et d'étranglement. Autant d'états divers, autant d'aspects variés qui nécessitent pour chacun d'eux une description séparée.

A. — HÉMORROÏDES INTERNES NON PROCIDENTES

Prodromes. — Quand les hémorroïdes restent au-dessus des sphincters, il arrive souvent qu'elles n'engendrent aucune sensation pénible ou ne déterminent qu'un malaise si peu prononcé que leur existence reste ignorée de certains malades; chez quelques autres, elles s'échappent au dehors au moment de la défécation, mais comme elles rentrent promptement d'elles-mêmes, il n'en résulte aucune suite fâcheuse.

Dans ces cas, ces tumeurs se sont formées sourdement, insidieusement, et leur installation semble s'être produite sans qu'aucune congestion active prémonitoire y ait pris part; elles peuvent même par moments être hémorragiques, sans qu'aucun autre signe en ait annoncé antérieurement l'existence.

Dans d'autres circonstances, c'est à la suite d'accidents prodromiques variés et répétés, affectant le caractère congestif, que ces tumeurs se révèlent. Tantôt les accidents ne consistent qu'en une sensation de pesanteur ou de plénitude à la région anale, accompagnée de difficulté de la défécation et d'une certaine gêne dans la position assise ou pendant la marche; il n'existe, en réalité, qu'un léger malaise dont la durée est passagère, et, en quatre ou cinq jours au plus, ces troubles s'évanouissent soit à la suite d'un écoulement de quelques cuillerées de sang, soit même sans aucune évacuation de ce genre. Le calme est alors rétabli jusqu'au jour où une nouvelle turgescence variqueuse va reparaître, souvent avec plus d'intensité.

Tantôt ces symptômes prodromiques sont plus accentués dès la première atteinte, qui survient ou à l'occasion d'un effort ou à la suite d'un écart de régime, par exemple. Ces prodromes consistent en démangeaisons, en cuissons ou en douleurs, qui restent localisées ou s'irradient vers les organes du petit bassin et parfois deviennent fort vives au moment de l'expulsion des matières fécales. On note en même temps quelques troubles digestifs et urinaires avec une légère élévation de la température, et les malades se plaignent de marcher avec difficulté et de ne pouvoir se tenir debout.

Malgré ces divers troubles, le toucher rectal ne

fournit aucun renseignement important ; tout au plus provoque-t-il quelques douleurs mal localisées.

La durée de ces accidents est en général assez courte, car, au bout de quelques jours, tous les symptômes pénibles s'éteignent peu à peu, et par suite d'une déchirure des varices tuméfiées, le sang se répand dans l'ampoule rectale ou au dehors, lorsqu'une défécation a lieu.

La quantité de sang expulsée, dont l'évacuation, d'ailleurs, peut se produire en dehors de toute défécation, n'est généralement pas très abondante à chaque hémorragie. Cet écoulement dépasse rarement un demi-verre de liquide ; c'est un fait d'observation quotidienne, qui ne peut être mis en doute et qui doit faire regarder comme dénuées de tout fondement certaines observations, dans lesquelles il est question de pertes considérables.

A titre de curiosité, citons-en quelques exemples, ainsi mentionnés par DANIEL MOLLIÉRE : M. DUPASQUIER a vu un malade qui, en une nuit, perdit 9 livres de sang. CALVERT parle d'une femme qui avait perdu en 2 heures trois pleins vases de nuit. BORELLI aurait observé un individu qui avait une véritable menstruation anale qui, chaque mois, lui coûtait environ 10 livres de sang.

Montégre fait mention des observations de Montanus (hémorroïdaire ayant perdu, pendant 45 jours de suite, deux livres de sang par jour), de Cornarius (gentilhomme hongrois ayant perdu six livres), de Lanzoni (prêtre rendant quotidiennement une livre de sang), de Ferdinand (perte quotidienne d'une demi-livre pendant plusieurs mois).

Panarola raconte qu'il a connu un noble Espagnol qui, depuis quatre ans, rendait tous les jours une livre de sang et paraissait cependant jouir d'une bonne santé. Faut-il encore rappeler les observations d'Hoffmann (vingt livres en vingt-quatre heures), de H. Smetius (trente livres en deux ou trois jours) et de C. Pezold (soixante-quatre livres en un seul accès !)

De pareilles relations ne méritent assurément aucune créance et ne doivent appartenir qu'au domaine de la fable, si l'on n'a en vue que les flux hémorroïdaux. Elles ne prouvent en effet que deux choses, ou un défaut d'observation ou une crédulité incroyable.

« Ceux qui rapportent de tels faits, dit avec raison Gosselin[1], n'ont même pas examiné la région anale pour savoir s'il y avait eu des tumeurs

----

1. Gosselin, *loc. cit.*

hémorroïdaires. Le sang avait été rendu par
l'anus; il ne leur en a pas fallu davantage pour
admettre les hémorroïdes. Ils ont indiqué ces
quantités considérables sans avoir vu, ni pesé, ni
mesuré le liquide; ils ne se sont même pas deman-
dé si le sang ne provenait pas ou d'ulcérations
intestinales éloignées de l'anus ou d'une affection
cancéreuse.

« La clinique moderne ne peut accepter de pa-
reils faits ni de pareilles interprétations. Ses procédés exacts et rigoureux ne permettent d'admettre la source hémorroïdaire d'une hémorragie
qu'après un examen attentif. Or, dans tous les
cas où j'ai fait cet examen sur des sujets épuisés
par les pertes de sang, j'ai pu constater ou qu'il
y avait eu des hémorroïdes procidentes se déchi-
rant par l'acte de la défécation, ou des maladies
d'une autre nature. »

Cependant les hémorragies dans les hémorroïdes non procidentes constituent un fait in-
déniable et ordinairement elles ont ceci de spécial de n'être que peu abondantes. Chez quelques individus elles n'apparaissent que rarement
et ne portent nullement atteinte à l'économie.

Chez d'autres, comme elles sont liées à la turgescence de tumeurs, dont le caractère est de
récidiver à époques plus ou moins rapprochées,

elles se reproduisent plus fréquemment et de telle façon qu'elles ont pu être comparées à un flux menstruel.

Nous avons déjà vu ce qu'il faut penser de cette périodicité, qui n'est nullement régulière et de l'action salutaire que les anciens lui ont attribuée. Il n'est à l'appui de ces opinions aucun fait qui ne puisse être justement critiqué. Aussi, loin d'être une soupape de sûreté, ces hémorragies répétées constituent un danger bien plutôt qu'un bienfait, puisque, d'une part, elles engendrent parfois une anémie contre laquelle il faut lutter, et puisque, d'autre part, il n'est nullement prouvé que leur suppression provoque nécessairement une autre affection.

B. — HÉMORROÏDES PROCIDENTES

On désigne ainsi les hémorroïdes qui se montrent à l'extérieur; tantôt elles se réduisent plus ou moins facilement, tantôt cette réduction ne peut avoir lieu soit à cause du volume de la masse hémorroïdaire, soit par suite de la laxité de la muqueuse prolabée ou de la contraction des sphincters; il en découle alors des accidents dont nous aurons à nous occuper.

Les hémorroïdes procidentes peuvent donc
être *réductibles* ou *irréductibles*.

Les hémorroïdes procidentes réductibles offrent elles-mêmes plusieurs variétés, que l'on
peut ainsi décrire :

§ 1. — Hémorroïdes procidentes spontanément réductibles.

Ces hémorroïdes se présentent sous la forme
de tumeurs molles, lisses et arrondies. Pendant
un temps, qui a varié suivant les malades, elles
sont restées intra-rectales, ne s'étant manifestées
que par les signes de la turgescence. Un jour
cette turgescence apparaît plus intense ; elle
s'oppose à la sortie du bol fécal, qui n'est expulsé
qu'en poussant en même temps au dehors la
tumeur hémorroïdaire.

C'est, en effet, le plus souvent au moment
d'une défécation que cette expulsion des hémorroïdes se produit pour la première fois et se traduit par l'apparition d'une tumeur unie, violacée
et de volume variable, ou d'un bourrelet plus ou
moins considérable résistant et même fluctuant.

Cette procidence partielle disparaît fréquemment, la défécation terminée, soit d'elle-même,
soit par une simple pression des doigts, sans qu'il

en résulte quelque inconvénient notable. Mais, une fois qu'elle s'est produite, il est de règle de la voir reparaître avec une grande facilité à l'occasion de la défécation, qui s'effectue de plus en plus lentement, ou à l'occasion d'un effort ou d'une chute sur le siège, comme nous l'avons dernièrement observé chez un vieil hémorroïdaire.

La procidence qui, tout d'abord, n'avait lieu que par intervalles, devient continue ou presque continue, et cette succession de prolapsus a pour conséquence d'accroître la tumeur variqueuse ou de former des bourrelets plus ou moins nombreux, ayant la forme de segments annulaires ou demi-annulaires, irrégulièrement festonnés. Sessiles, s'ils sont de formation récente, ils offrent un revêtement muqueux violacé; en voie de large pédiculisation, au contraire, si les procidences se sont multipliées, ils ont une coloration moins prononcée et la muqueuse, qui les recouvre, œdématiée et épaissie, a perdu de sa sensibilité.

En résumé, cette première variété d'hémorroïdes procidentes est caractérisée par la facilité de réduction et par l'absence de tout accident consécutif.

§ 2. — Hémorroïdes procidentes et saignantes facilement réductibles.

Lorsque ces hémorroïdes ne sont pas très anciennes, leur membrane d'enveloppe est extrêmement mince ; aussi sa déchirure est-elle possible par suite de l'excès de distension de la poche variqueuse ou sous l'influence du passage du bol fécal. Il s'ensuit un écoulement de sang, qui tantôt ne sort que goutte à goutte, tantôt s'échappe par un jet continu.

Ce sang, dont la quantité à chaque crise fluxionnaire est de quelques cuillerées à bouche et n'atteint que rarement plusieurs verres, est le plus souvent de couleur foncée ; si parfois il présente une teinte, qui se rapproche de celle du sang artériel, il est admissible de supposer que quelques artérioles, développées à la surface des bourrelets variqueux, se sont rompues et que leur contenu s'est mélangé au sang veineux de ces derniers également déchirés. Rappelons toutefois que cette source artérielle, admise par quelques auteurs à titre exceptionnel, est contestée par Gosselin.

Ces pertes de sang ne sont sujettes à aucune régularité fixe : chez les uns, elles se montrent

presque à toutes les garde-robes, chez les autres,
ce n'est qu'à des intervalles éloignés qu'elles font
irruption, simulant ainsi en apparence un flux
périodique, que la crédulité, sur la foi des malades, a contribué à faire accepter sans examen suffisant.

Ces hémorragies sont-elles peu fréquentes et
peu abondantes, elles ne constituent alors qu'un
accident local, qui n'a aucun retentissement fâcheux sur l'état général. Dans le cas contraire,
elles affaiblissent et épuisent les malades, et,
avec plus ou moins de rapidité, on voit se dérou-
ler tout le cortège symptomatique de l'anémie.

Sans nier cette influence néfaste lors de pertes
de sang importantes, quelques médecins ont pré-
tendu que, restreintes à de certaines proportions,
ces hémorragies pouvaient être doublement salutaires en procurant, d'une part, un soulagement
et en préservant, d'autre part, de quelque autre
maladie.

Il n'y a pas à contester ce soulagement après
un flux hémorroïdaire, bien que ce ne soit pas un
fait constant chez tous les individus ; mais comme
il n'est pas démontré que la spoliation sanguine
en soit l'unique cause, n'est-on pas en droit de
se demander si la réduction des bourrelets hémorroïdaires qui la suit et qui fait disparaître un

état herniaire n'a pas une influence, au moins prépondérante, sur la cessation du malaise accusé par les malades?

Quant à l'action préservatrice, que l'on a trop complaisamment accordée à ces flux sanguins, il n'est guère nécessaire de chercher à la réfuter, tant il est impossible de l'asseoir sur des bases solides. Ne voit-on pas chaque jour des hémorroïdaires affectés de telle ou telle autre maladie? Et n'est-ce pas une simple vue de l'esprit, une hypothèse gratuite, jamais confirmée par la clinique d'une façon irréfutable, que de soutenir qu'une suppression des varices hémorroïdales a pour conséquence le développement de quelque autre affection?

A part les dangers inhérents aux pertes de sang répétées, ces hémorragies ne donnent pas habituellement lieu à quelques suites fâcheuses. Le sang expulsé, les bourrelets rentrent spontanément ou les malades les repoussent dans le rectum à l'aide de douces pressions ; tout au plus persiste-t-il pendant plusieurs jours un peu de faiblesse et quelques troubles des voies digestives, lorsque 2 ou 300 grammes de sang ont été perdus.

Cette procidence hémorragique, qui n'est que passagère et facilement réductible, est, en général,

l'apanage d'une certaine catégorie d'hémorroïdaires. Chez qui se rencontre-t-elle en effet?
Ordinairement chez ceux dont les sphincters
sont vieillis par l'âge ou atteints dans leur intégrité par une maladie nerveuse ; très rarement,
au contraire, chez les jeunes sujets, dont les
sphincters, suffisants et puissants, laissent moins
de liberté de sortie aux bourrelets variqueux.

Dans la généralité des cas, ces tumeurs, facilement réductibles, sont indolentes ; parfois pourtant elles sont le point de départ de douleurs
vives et cuisantes, que les malades comparent à
celles que détermine une brûlure. Ces douleurs,
presque toujours exagérées par les contacts et les
frottements, persistent souvent après la réduction
du prolapsus à tel point qu'elles simulent les
douleurs de la fissure anale. Mais par l'examen
des bourrelets prolabés on en reconnaît aisément
la cause, car sur un ou plusieurs points de leur
surface on aperçoit des excoriations superficielles,
dont la guérison met fin aux accidents douloureux. Ces accidents peuvent néanmoins exister
en l'absence de toute érosion ; cela se voit, en
particulier, chez les femmes qui sont atteintes
de divers accidents nerveux.

§ 3. — Hémorroïdes procidentes et douloureuses lentement et difficilement réductibles.

Cette variété de prolapsus douloureux diffère des précédentes en ce que sa réduction est lente ou difficile à obtenir. C'est ce que Gosselin[1] a appelé le prolapsus hémorroïdal lentement ou difficilement réductible et a si minutieusement décrit en quelques pages, que nous reproduisons *in extenso*.

« Les hémorroïdes sorties ne rentrent pas d'elles-mêmes immédiatement après la défécation. Quelques pressions modérées sont également insuffisantes pour les replacer dans le rectum. Elles restent au dehors pendant une demi-heure, une heure, deux heures et plus. Durant ce temps le malade est gêné, ne marche pas aisément et est obligé de se coucher. Il souffre même quelquefois très vivement parce qu'il y a des excoriations du genre de celles dont je parlais tout à l'heure.

Les douleurs sont moins vives, lorsque ces excoriations n'existent pas, mais elles le sont encore assez pour que ce soit une incommodité

---

1. Gosselin, *loc. cit.*, p. 101 et suiv.

réelle. Les tumeurs restent pendant quelque temps volumineuses, puis elles diminuent peu à peu et finissent par rentrer seules ou au moyen de quelques pressions, après une ou plusieurs heures de séjour au dehors pendant lesquelles le patient a été condamné à l'immobilité et même à la position horizontale... *Comme symptômes fonctionnels*, il y a d'abord la douleur. C'est une sensation désagréable de trop-plein et de corps étranger, c'est un faux besoin d'aller à la garde-robe et la croyance que la défécation n'est pas terminée. Souvent les efforts, qui accompagnent ce ténesme, sont suivis de l'issue d'une notable quantité de sang, ce qui fait que les hémorroïdes internes sont tout à la fois *procidentes et fluentes*.

Le toucher et la pression augmentent la douleur pendant les premières minutes, quelquefois pendant la première demi-heure. Il en est de même de la marche, à cause du frottement des fesses sur les hémorroïdes sorties. Puis la sensibilité, après avoir diminué peu à peu, finit par permettre quelques pressions, qui préparent la réduction ; il n'est pas rare que la douleur s'exaspère de temps en temps sans aucune pression, et que cette exaspération coïncide avec la sensation d'un resserrement circulaire, qui ne peut être attribué qu'à une contraction spasmodique passagère du sphincter anal.

Comme *signes physiques*, lorsqu'on examine la région malade, on trouve d'abord le bourrelet circulaire formé par les hémorroïdes externes, lesquelles sont toujours enflammées concurremment en pareil cas. Elles se gonflent rapidement soit par suite de la gêne apportée au cours du sang veineux, soit par l'effusion rapide de la sérosité dans les mailles celluleuses enflammées par voisinage. Quoi qu'il en soit, cette turgescence concomitante des hémorroïdes externes donne à la tumeur formée par le prolapsus un volume plus considérable et un aspect tout particulier.

En effet, concentriquement au bourrelet des hémorroïdes externes qui se distinguent par la couleur rosée de leur surface extérieure et l'aspect violacé de leur face interne, on voit une, deux ou trois bosselures arrondies, d'un rouge foncé ou violacé, dont la surface, revêtue par la muqueuse souvent excoriée çà et là, est lisse, douce au toucher, et couverte d'une couche de mucus. Ces tumeurs, formées par les hémorroïdes internes sorties, sont ordinairement irrégulières; quelquefois elles forment un bourrelet circulaire concentrique à celui des hémorroïdes externes.

Comment se termine le prolapsus ? Peu à peu le sphincter se relâche, la tumeur s'ouvre çà et là et laisse échapper du sang : peut-être un autre mécanisme qui nous échappe intervient-il ; quoi qu'il en soit, le sang qui distendait les varices hémorroïdales reprend insensiblement son chemin vers les veines plus élevées, les tumeurs diminuent en perdant leur couleur foncée, la douleur disparaît, et la muqueuse finit par reprendre sa place dans l'intérieur du rectum.

Souvent les malades facilitent cette réduction en pressant avec la main nue ou avec un linge mouillé d'eau froide, ou avec un corps plus ou moins résistant. Je voyais, l'année dernière, à l'hôpital de la Pitié, un homme qui, pour exécuter cette espèce de taxis, s'asseyait et s'appuyait sur l'un des angles extérieurs d'une chaise de bois, en prenant toutes sortes de précautions pour souffrir le moins possible de cette manœuvre.

Lorsque le patient, empêché par la crainte de la souffrance, ne vient pas ainsi en aide à la réduction, elle est toujours plus lente à se compléter. Quand une fois le prolapsus est réduit, le malade éprouve un bien-être qui se comprend aisément. Débarrassé du ténesme et de la sensation incommode du corps étranger, il n'a plus que le souvenir du mal passé et la crainte d'une récidive.

C'est chose assez ordinaire, en effet, que le prolapsus, avec plus ou moins d'écoulement sanguin, se reproduise à chaque garde-robe. Ce résultat ne manque pas tant que dure la constipation, et en général les individus sujets au prolapsus hémorroïdal lentement réductible sont constipés parce qu'ils mangent peu, et évitent les aliments relâchants afin de reculer le plus possible les selles. Cependant si, par accident ou par suite de l'ingestion de quelque laxatif, les garde-robes deviennent plus molles ou tout à fait liquides, le prolapsus est moins considérable, et se réduit immédiatement ou du moins très peu de temps après la défécation.

Je viens d'indiquer les symptômes les plus fréquents du prolapsus hémorroïdal lentement réductible. Mais il y a quelquefois des symptômes exceptionnels : en première ligne se trouvent le ténesme vésical et la rétention d'urine ; on voit des sujets qui, pendant toute la durée du prolapsus, ont des envies fréquentes d'uriner, et qui chassent avec souffrance une petite quantité d'urine à la fois. Ces symptômes disparaissent une fois que le processus est réduit. Chez d'autres il y a rétention, c'est-à-dire que, le besoin s'en faisant sentir, le malade ne peut le satisfaire qu'après la terminaison de la crise. Dans l'un et l'autre de ces cas, il y a retentissement sympathique de la douleur anale vers le col de la vessie, sans qu'il soit possible d'expliquer pourquoi; dans le premier, c'est une excitation, et dans le second une atonie momentanée des fibres vésicales qui se produit.

Un autre symptôme exceptionnel est l'apparition du prolapsus non seulement pendant la défécation, mais aussi pendant les autres efforts et pendant la marche. Je n'ai guère vu ce phénomène que chez des sujets très affaiblis par l'âge, les pertes sanguines ou quelque lésion organique concomitante. Les tumeurs, lorsqu'elles sortent si facilement, ne sont pas aussi douloureuses et ne se gonflent pas autant que celles qui s'échappent seulement pendant la défécation. Elles sont en outre plus faciles à réduire avec la main. Tout cela s'explique sans doute par un affaiblissement du sphincter anal.

Quand les crises de prolapsus hémorroïdal ont duré plusieurs années, avec les alternatives que j'ai fait pressentir, et avec des écoulements sanguins plus abondants à certains moments qu'en d'autres, il est assez ordinaire que le physique et le moral s'en ressentent. Les malades maigrissent, prennent le teint pâle ou jaune, ce qui tient en partie à la douleur, en partie aux pertes

de sang réitérées, ou, quand ces pertes n'ont pas
lieu, à l'écoulement habituel d'une notable quantité de mucus. En effet, la muqueuse rectale devient presque toujours le siège, en pareil cas,
d'une sécrétion muqueuse à laquelle les anciens
ont donné le nom d'hémorroïdes blanches, sécrétion dont l'abondance est une cause de plus de
fatigue et d'anémie. La maigreur et l'anémie
tiennent encore bien souvent à ce que les malades
ne mangent pas suffisamment. Incessamment
préoccupés par la crainte d'être dérangés dans
leurs occupations et leurs distractions par la
garde-robe et la crise qui la suit, ils combinent
leurs repas de manière à n'avoir des selles qu'au
moment où la gêne ne serait pas trop grande, et
ils proportionnent l'abondance de leurs aliments
à cette condition. Les uns déjeunent peu, afin de
ne pas être exposés à une crise pendant la journée, les autres dînent peu, parce qu'ils craignent
d'être dérangés dans une soirée qu'ils veulent
consacrer à un passe-temps quelconque. La plupart ont une heure fixe pour aller à la garde-
robe, et arrangent leurs repas et toute leur vie
pour être libres à cette heure et pouvoir donner
à la rentrée de leurs hémorroïdes le temps qu'ils
savent être nécessaire.

Cette préoccupation incessante, en même temps

que l'affaiblissement physique, conduit à cet état de l'esprit, qui n'est pas la folie, mais qui est au moins la mélancolie ou l'originalité. Je connais plusieurs hémorroïdaires tourmentés par le prolapsus lentement réductible, qui en sont arrivés à un degré de bizarrerie des plus remarquables.

Ils refusent toutes les invitations, tous les plaisirs, de peur de n'être pas libres de se soigner, si par hasard une crise arrivait, et finissent par mener une existence des plus monotones. Il est à noter, du reste, que, quel que soit l'épuisement occasionné par les hémorroïdes procidentes, cette maladie n'est pas souvent mortelle. Elle affaiblit le corps et l'esprit, condamne les sujets à une vie triste, mais ne compromet l'existence que dans les cas peu fréquents où les malades sont pris d'une diarrhée rebelle et d'une dyspepsie opiniâtre, avec perte d'appétit et vomissements fréquents, troubles qu'on peut expliquer, soit par l'épuisement anémique, soit par la propagation à tout le tube digestif de l'irritation habituelle dont la muqueuse rectale est le siège. Il me paraît se passer là quelque chose d'analogue à ce qui m'a tant frappé dans les cas de rétrécissements du rectum, où je voyais les sujets dépérir par suite de la diarrhée, consécutivement à l'ulcération large et suppurante qui existe au-dessus de la partie rétrécie.

Ce qu'il y a de plus fâcheux, c'est que la plupart de ces sujets qui tombent dans l'anémie et dans une hecticité voisine de la mort, en sont venus là par suite de la croyance que les hémorroïdes étaient trop avantageuses pour qu'il fût prudent de s'en débarrasser, et cette croyance, ce ne sont pas les gens du monde seulement, ce sont aussi des médecins qui la leur ont inspirée...

J'ai vu, à l'hôpital Cochin, un ouvrier typographe âgé de près de cinquante ans, qui, depuis dix ans, était en proie aux écoulements de sang et aux douleurs du prolapsus hémorroïdal, et qui, devenu pâle, faible, bouffi de la figure, atteint de diarrhée habituelle et de palpitations, s'applaudissait de ses hémorroïdes, et était persuadé, d'après l'opinion que lui avaient exprimée plusieurs médecins, qu'elles lui avaient été utiles en le préservant de bien d'autres maux.

Singulier moyen de salut qu'une maladie qui vous conduit avant le terme à cet état d'infirmité et de souffrance ! J'ai traité, il y a quelques mois, une demoiselle de trente-cinq ans, qui, par suite d'hémorroïdes saignantes, procidentes et peu douloureuses, en était venue, dans l'espace de huit années, à ne plus digérer, à prendre une diarrhée abondante sous le moindre prétexte, ce qui, ajouté à la faiblesse, aux palpitations, aux névralgies faciales réitérées, en faisait une véritable invalide que la tuberculisation ou l'hecticité aurait bien pu enlever quelque jour, si l'appel que j'ai fait à tous les moyens de la thérapeutique chirurgicale et médicale n'avait pas réussi. Elle aussi a conservé longtemps ses hémorroïdes parce qu'elle les croyait salutaires; elle aussi a trouvé des médecins qui, malgré l'intensité de l'anémie, lui ont dit qu'il serait désastreux pour elle de guérir de ce mal.

« ... Je connais dans le monde plusieurs originaux qui sont condamnés, par leurs hémorroïdes, à une vie retirée, monotone et triste, et qui, dès le début, ont cru et continuent de croire encore que leur santé, si chétive cependant, aurait vivement souffert de la cessation de leurs hémorroïdes. Triste préjugé, bien fait pour indigner les véritables médecins, c'est-à-dire ceux qui, familiarisés avec la physiologie, savent bien que l'homme ne peut vivre convenablement en perdant son sang et en s'épuisant par la douleur ! Erreur déplorable qui, par la crainte de maladies possibles, laisse subsister des maladies réelles !... »

§ 4. — Hémorroïdes procidentes irréductibles par étranglement inflammatoire.

L'étranglement des hémorroïdes internes, qui n'est possible que si les sphincters ne sont pas trop compromis dans leur tonicité normale, peut survenir dès le premier prolapsus; mais ce fait est exceptionnel, les observations qui le mentionnent ayant généralement rapport à des malades dont le prolapsus était facilement réductible.

Un jour, sous une influence quelconque, les hémorroïdes sortent, elles deviennent très turgescentes et acquièrent un volume plus considérable; les sphincters les étreignent alors et empêchent qu'elles ne rentrent spontanément. Les malades essayent-ils d'en obtenir la réduction, leurs tentatives restent infructueuses, car l'application des doigts réveille de telles douleurs qu'il est impossible d'exercer une pression suffisante.

C'est à ce moment que débute l'attaque hémorroïdaire, dont les symptômes caractéristiques, on s'en souvient, sont les suivants : d'atroces douleurs éclatent sous forme de serrements, de déchirures, de brûlures, et de la région anale se propagent jusqu'au col de la vessie chez l'homme et jusqu'au vagin et l'utérus chez la femme : continues, elles s'exagèrent pendant la nuit, ce qui prive de tout sommeil, et elles s'exaspèrent soit par le fait des contractions spasmodiques répétées des sphincters, soit au moindre contact des corps étrangers et à la plus petite pression que déterminent les mouvements ou le rapprochement des fesses ; aussi, pour se soulager et pour éviter toute pression, voit-on les malades prendre les attitudes les plus bizarres.

Inutile d'ajouter que la marche et la station assise sont impossibles et que les malheureux ont même de la peine à se tenir couchés dans une position ou dans une autre. Pendant ces crises douloureuses, ils sont, en outre, tourmentés par de fréquents besoins d'aller à la garde-robe ; et les efforts, auxquels ils se livrent, sont une nouvelle cause de recrudescence des douleurs, qui deviennent véritablement intolérables, si, au lieu d'un faux besoin, une défécation s'effectue. A ces phénomènes s'ajoutent presque constamment du ténesme vésical et par suite de fréquents et pénibles besoins d'uriner, suivis, ou non, d'une émission de quelques gouttes d'urine.

Comme *symptômes physiques* on aperçoit, à la

région anale, un bourrelet externe circulaire, formé par les hémorroïdes externes turgescentes et enflammées, puis un autre bourrelet concentrique au précédent, composé de trois ou quatre tumeurs arrondies, tendues, violacées ou noirâtres; quelquefois leur aspect est celui d'une grappe de raisin noir, assez large pour cacher entièrement l'anus. Tout autour la région est tendue, douloureuse et œdématiée; c'est en pareil cas que toute tentative de défécation n'a d'autre résultat que d'accentuer la contraction des sphincters et d'accroître l'intensité des douleurs.

Lorsque, dans ces circonstances, une évacuation sanguine a lieu par rupture des bourrelets étranglés, il peut survenir pour quelques instants un peu de soulagement. Mais, si les parois résistent et ne se déchirent pas, les tumeurs se tuméfient davantage, les douleurs deviennent vraiment atroces et s'étendent à l'abdomen, qui se gonfle et se ballonne. Au bout de quatre ou cinq jours, une semaine tout au plus, pendant lesquels il existe une certaine exaltation nerveuse, divers troubles digestifs et une élévation de la température, en général modérée, cette crise d'irréductibilité va cesser en affectant l'une ou l'autre des terminaisons suivantes :

1° *Résolution*. — Si les accidents inflammatoires n'ont pas acquis une trop grande intensité et si une hémorragie s'est produite, les tumeurs diminuent de volume et le prolapsus est réduit dans le rectum sous l'influence de quelques pressions méthodiques. La crise s'est ainsi terminée par résolution et, à l'avenir, le malade peut rester à l'abri de tout accident semblable, quoique une nouvelle attaque ne soit pas une chose rare.

2° *Gangrène*. — Un autre mode de terminaison assez fréquent est la gangrène partielle ou totale des bourrelets étranglés. Sur ces bourrelets se montrent d'abord de petites plaques grises, qui bientôt deviennent jaunâtres : ce sont des eschares, dont l'élimination va être suivie de l'évacuation du contenu des varices et de la réduction ou de la disparition du prolapsus, suivant que le sphacèle l'a atteint partiellement ou dans sa totalité.

Dans les deux cas, il en résulte une ulcération et une cicatrice à tendance rétractile, quelquefois favorable, lorsque le prolapsus ne comprenait pas toute la circonférence de l'intestin, car la guérison définitive peut en être la conséquence ; mais malheureuse dans le cas contraire, car cette cicatrice peut plus tard se transformer en rétrécissement incurable.

Telles sont les deux terminaisons les plus fréquentes de ces prolapsus irréductibles.

3° *Suppuration*. — D'autres fois, c'est par la suppuration que se termine l'étranglement de ces tumeurs. Elle se forme soit dans le tissu cellulaire périphérique, soit dans les bourses accidentelles de voisinage, soit dans la cavité même des veines enflammées; de là, des fusées purulentes, des décollements plus ou moins étendus, des abcès stercoraux généralement suivis de trajets fistuleux et quelquefois des accidents plus graves tels que l'érysipèle et la pyohémie.

4° *Induration*. — Enfin on peut observer exceptionnellement le passage à l'état chronique de cette inflammation, c'est-à-dire la transformation des bourrelets en une tumeur dure, œdémateuse, pédiculisable à la longue et l'induration du tissu cellulaire, accompagnée, ou non, de fissures profondes, développées au pourtour de l'anus. Notons encore que l'une des conséquences de cette transformation scléreuse est d'entretenir un certain degré de rectite et un écoulement de mucosités irritantes et prurigineuses (*leucorrhée anale, hémorroïdes blanches*).

CHAPITRE QUATRIÈME

Diagnostic différentiel : *Hémorroïdes externes, prolapsus rectal, polypes, épithélioma ano-rectal.* — **Diagnostic des complications**. — **Diagnostic étiologique**.

« Je commence par établir, dit Gosselin, que, pour faire le diagnostic des hémorroïdes internes, il faut examiner l'anus et ne pas s'en rapporter au dire des malades » pour lesquels toute affection, tumeur, fistules, fissure, siégeant à l'anus, est synonyme d'hémorroïdes.

C'est là une recommandation qui, de prime abord, aurait lieu de surprendre, si elle n'était trop souvent justifiée par de fréquentes erreurs de diagnostic, résultant d'un défaut d'examen direct et complet de la région anale.

En se conformant à cette règle, qui n'est d'ailleurs que l'application d'un principe généralisé en vraie pratique chirurgicale, on a toute chance de ne pas méconnaître la lésion existante et en même temps de se convaincre que le diagnostic des hémorroïdes internes n'offre aucune difficulté réelle.

Si ces tumeurs ne sont pas procidentes, et si, bien entendu, il y a lieu d'en supposer l'existence, on fait d'abord donner un lavement pour provoquer les efforts de défécation, et, aussitôt que l'intestin est vidé, on examine la région ano-périnéale. Grâce à ce moyen, il devient aisé de se rendre compte de l'état variqueux du conduit ano-rectal et des différents caractères que présentent les varices.

Quand il existe un prolapsus hémorroïdaire, compliqué ou exempt d'hémorragie et d'étranglement, l'observation directe ne permet guère de confondre des hémorroïdes avec quelque autre affection de la même région. A peine serait-il nécessaire de faire un diagnostic différentiel, si certains symptômes n'étaient communs à plusieurs de ces maladies et conséquemment n'étaient capables, à un examen superficiel, de donner le change.

Les *hémorroïdes externes et le prolapsus non*

hémorroïdaire de la muqueuse rectale ne doivent être cités que pour mémoire; car, si le siège et la texture des premières suffisent amplement à en caractériser la variété, la régularité de la surface, l'uniformité de la couleur rouge et l'absence de bosselures ne s'observent que sur le prolapsus non hémorroïdaire, tel qu'on le voit chez les enfants et parfois chez les vieillards.

Les *polypes*, saillants à l'extérieur, ne peuvent être méconnus que par un observateur inexpérimenté ; ces tumeurs bénignes, plus fréquentes chez les enfants, chez lesquels les hémorroïdes internes sont rares, ne se distinguent-elles pas par leur couleur rosée, blanchâtre, par leur pédicule et par leur consistance plus résistante?

Quant à l'*épithélioma ano-rectal*, il ne peut y avoir d'erreur commise à son sujet qu'au début de son développement et à la suite d'explorations incomplètes. En effet, si le néoplasme s'est développé primitivement à l'anus, il forme une tumeur dure et inégale, qui ne ressemble guère à des hémorroïdes, surtout si elle est déjà ulcérée; à plus forte raison n'hésitera-t-on pas, s'il existe un engorgement ganglionnaire de l'aine.

De même, il n'y aura pas d'incertitude, quand l'on a affaire à un cancer rectal, dont l'induration spéciale, le bourgeonnement de sa surface et les sécrétions ichoreuses constituent un ensemble symptomatique caractéristique.

Il est toutefois une circonstance, dans laquelle on doit redoubler d'attention, c'est lorsqu'on se trouve en présence d'un cancéreux porteur d'hémorroïdes. Parfois les accidents hémorroïdaires dominent la scène doublement pathologique et cela surtout à la première période du cancer. Il est donc nécessaire d'être prévenu de cette association morbide, pour ne pas s'exposer à instituer un traitement intempestif, une dilatation, par exemple, comme cela est quelquefois arrivé.

La coexistence possible d'un *rétrécissement* et d'une tumeur hémorroïdaire doit également être présente à l'esprit; dans ce cas, l'interrogatoire du malade, au point de vue de ses antécédents, viendra corroborer les données fournies par l'exploration de la région. Enfin, on ne négligera pas de rechercher avec soin si les hémorroïdes ne sont pas compliquées de quelque autre affection, telles qu'une fissure, une fistule, un abcès anal ou péri-anal, ou une accumulation de matières fécales dans le rectum et dans le côlon...

Ces différents points résolus, on terminera le diagnostic par la recherche des causes qui ont présidé au développement de l'affection.

En résumé, toutes les fois que l'on a à examiner un malade, chez lequel on présume l'existence d'hémorroïdes, un triple diagnostic s'impose :

1° Existe-t-il des hémorroïdes ?

2° Sont-elles isolées ou compliquées d'une autre lésion ?

3° Sont-elles idiopathiques ou symptomatiques ?

De la solution de ces questions dépend le traitement différent qu'il convient d'appliquer dans l'un ou l'autre de ces cas.

QUATRIÈME PARTIE

TRAITEMENT DES HÉMORROÏDES SYMPTOMATIQUES ET IDIOPATHIQUES

CHAPITRE PREMIER

NÉCESSITÉ DE TRAITER LES HÉMORROÏDES
TRAITEMENT
DES HÉMORROÏDES SYMPTOMATIQUES

Nécessité de traiter les hémorroïdes.

Doit-on chercher à *obtenir la guérison des hémorroïdes* ? Telle est la question que, depuis bien longtemps, médecins et chirurgiens se sont posée et que nombre d'entre eux ont résolue par la négative. Il ne devait pas en être autrement tant que les hémorroïdes furent regardées comme des espèces de paratonnerres providentiels, comme des émonctoires salutaires ou comme des « veines d'or », qui, disait-on, étaient cause de longévité. Avec de pareilles idées, l'abstention thérapeutique s'imposait et si cette règle n'a pas été appliquée d'une façon absolue, ainsi que l'indiquent quelques passages des livres hippocratiques, elle n'en a pas moins été généralement observée pendant un certain nombre de siècles.

De nos jours, la question a notablement changé de face grâce aux progrès de l'anatomie, de la physiologie pathologique et de la thérapeutique et le devoir de tout médecin est de réagir contre cette idée, dont certains hémorroïdaires sont encore imbus, à savoir : que les hémorroïdes sont une condition de santé, en affirmant hautement que l'abstention thérapeutique est un contresens, dont les conséquences peuvent être un jour périlleuses.

Personne ne conteste qu'il y ait lieu de respecter ces varices, quand, symptomatiques, elles n'occupent que le second plan ; d'un traitement palliatif seul elles sont justiciables. Sur ce point, l'accord est aussi unanime que de jour en jour s'accentue davantage l'opportunité d'un traitement curatif, quand il s'agit d'hémorroïdes idiopathiques.

En proposer la guérison dès le début de leur apparition, quelle qu'en soit la variété, exempte ou non de complications, tel doit être le conseil que l'on devra donner aux hémorroïdaires en essayant de leur persuader que c'est le meilleur moyen de sauvegarder l'avenir.

Il ressort donc des quelques lignes précédentes qu'au point de vue thérapeutique il est nécessaire d'établir une distinction très nette entre les hémorroïdes symptomatiques ou passives et les hémorroïdes idiopathiques ou actives. C'est en nous conformant à cette règle que nous allons successivement nous occuper du traitement de chacune de ces variétés.

Hémorroïdes symptomatiques (Traitement médical).

Dans les cas où les hémorroïdes ne sont que l'un des symptômes d'une maladie organique, il est dangereux ou au moins inutile, à part quelques rares exceptions, de chercher à les supprimer par une opération. Mais si toute intervention radicale doit être proscrite, il n'en est pas de même des moyens qui, d'une part, peuvent agir sur la maladie pathogénique qui en est la cause, et qui, d'autre part, sont capables de pallier les accidents locaux.

Contre la première on s'efforce de lutter par un traitement approprié, de telle sorte qu'il ait pour conséquence, autant que possible, la disparition ou la diminution des bourrelets hémorr daires. Ce traitement, que le cadre de ce travail ne nous permet pas d'exposer pour chaque cas particulier, varie nécessairement, suivant que l'on a affaire à l'une ou à l'autre des affections suivantes : rétrécissement et cancer du rectum, maladies de la prostate, de l'urèthre, de la vessie, des reins, du foie, de la rate, du cœur, des poumons, de l'utérus et des ovaires.

Si l'on parvient ainsi soit à améliorer le sort des malades, soit à les débarrasser de la lésion viscérale dont ils sont atteints, il est de toute évidence que les varices hémorroïdales en bénéficieront plus ou moins largement.

Malheureusement, en raison même de la nature de la lésion organique, on doit souvent s'attendre à n'obtenir qu'un résultat imparfait. Il n'en faut pas moins mettre en œuvre cette médication générale et lui associer les moyens locaux, propres à pallier, au moins momentanément, les accidents variqueux. Ces moyens palliatifs seraient nombreux et variés d'après quelques auteurs, mais nous allons bientôt voir, en nous occupant de la thérapeutique des hémorroïdes idiopathiques, que, si les uns ont quelque valeur, les autres ne méritent nullement qu'on les discute.

En résumé, on doit considérer les affections viscérales qui engendrent les hémorroïdes comme une contre-indication à toute opération dirigée contre ces dernières, exception faite cependant pour la dilatation forcée du sphincter, qui parfois peut être favorable alors que les douleurs sont excessivement violentes.

Pour les hémorroïdes, qui compliquent la grossesse, l'accouchement et les suites de couches, la thérapeutique usuelle ne consistera que dans l'application de cette même médication palliative.

Pendant la grossesse, c'est l'hygiène qui doit dominer le traitement. Savoir bien régler son alimentation, éviter tout ce qui peut congestionner les organes du petit bassin et lutter contre la constipation non par l'huile de ricin, qui serait plutôt un agent provocateur que préventif des varices rectales (FORDYCE BARKER, QUAIN, WOOD, etc.) mais par l'aloès (FORDYCE BARKER), telle doit être la règle de conduite conseillée aux parturientes.

Si les tumeurs se congestionnent et deviennent turgescentes, on s'adressera aux injections rectales et aux lotions d'eau chaude, aux pulvérisations phéniquées chaudes, aux bains et aux narcotiques. En cas où l'étranglement persiste, la dilatation forcée du sphincter devra être préférée à l'emploi des sangsues, placées soit à l'anus soit sur les hémorroïdes elles-mêmes. Car, à la suite de leur application, des complications et des avortements se sont parfois produits.

Durant l'accouchement, il ne faut pas hésiter à pratiquer le débridement latéral, si l'on craint une rupture du périnée, capable d'intéresser en même temps les tumeurs variqueuses, ce qui pourrait donner lieu à une hémorragie grave. Celles-ci sont-elles douloureuses, des badigeonnages avec une solution de cocaïne au dixième sont d'un utile emploi.

Enfin, lorsque, *pendant les suites de couches*, les accidents hémorroïdaires dont la disparition spontanée n'est pas rare ont persisté ou n'ont pas cédé au traitement palliatif ordinaire, on peut être conduit à recourir à la dilatation.

Malgré l'emploi de ces différents moyens, utilisés pendant la grossesse ou après l'accouchement, il arrive de temps en temps que la gravité des accidents commande d'autres mesures plus effectives; c'est alors qu'un choix doit être fait entre les interventions chirurgicales. De même agira-t-on sans hésitation, en cas d'hémorragie abondante, tout retard pouvant compromettre les suites de l'accouchement ou même mettre la vie de la malade en péril.

CHAPITRE DEUXIÈME

TRAITEMENT DES HÉMORROÏDES EXTERNES

Traitement médical. — Traitement chirurgical. Conclusions.

§ 1. — Traitement médical.

§ 1. — *Traitement médical*. — Certaines variétés de ces hémorroïdes sont si peu gênantes, que l'on comprend l'indifférence des malades à leur égard ; néanmoins, quoiqu'il n'en résulte que de légères incommodités, on peut se demander si l'on est légitimement autorisé à subordonner sa conduite thérapeutique aux préceptes suivants, formulés par Gosselin :

1° Pour les hémorroïdes flasques, molles et indolentes, il n'y a absolument rien à faire.

2° Pour celles qui sont légèrement turgescentes, sans douleurs, avec un peu de tuméfaction, rien à faire encore que quelques applications froides.

Nous n'aurions assurément qu'à nous incliner devant de tels préceptes, si ces petites tumeurs, passées à l'état de productions inactives, ne se révélaient jamais, à l'avenir, par aucune manifestation morbide et si quelquefois elles ne devenaient la cause de lésions cutanées.

Or, quoique peu communes, ces lésions, complications plus ou moins tardives en rapport avec un reliquat d'hémorroïdes, n'en apparaissent pas moins de temps à autre chez certaines personnes en leur inspirant des inquiétudes hors de raison.

Pourquoi alors ne pas chercher à prévenir de telles conséquences, quand, sans aucun danger, il est si facile de pratiquer l'*excision de ces prolongements cutanés* ?

Cette petite opération, pour laquelle l'anesthésie locale avec le chlorure d'éthyle ou avec la cocaïne est suffisante, est des plus simples. Chacune des tumeurs est saisie au moyen d'une pince à griffes et légèrement attirée pour la tendre, puis avec les ciseaux et mieux avec le bistouri on l'excise. Les lèvres de la plaie, après lavages soigneux, sont ensuite réunies par un ou deux points de suture au crin de Florence et le tout est recouvert d'un pansement légèrement compressif.

En quelques jours la cicatrisation est la règle, nulle complication n'étant à craindre, si l'on a eu soin d'appliquer la méthode antiseptique là comme on doit le faire pour toute opération.

La même pratique nous semble devoir être également suivie à l'égard des hémorroïdes sèches, indurées et semblables à des verrues. C'est le meilleur moyen de se mettre à l'abri des érosions et des excoriations douloureuses, dont leur revêtement cutané devient assez souvent le siège à la suite de frottements ou de soins insuffisants.

Si ces tumeurs indurées sont assez nombreuses pour former un bourrelet, qui rétrécit le contour anal et met obstacle à l'expulsion des matières ou gêne la marche, on ne doit pas hésiter à en faire l'ablation, de préférence avec le thermocautère, en conservant le plus de peau possible, pour éviter la formation d'un rétrécissement ultérieur.

Lorsque les hémorroïdes externes deviennent légèrement turgescentes et en même temps douloureuses ou lorsqu'elles s'enflamment plus vivement et provoquent de grandes souffrances, deux modes de traitement peuvent être mis en usage : chacun d'eux a eu des défenseurs et des adversaires.

Pour les uns il faut se contenter d'appliquer le traitement palliatif le plus propice à calmer les accidents aigus ou subaigus d'une crise dont la durée varie entre six et quinze jours au maximum.

A cet effet on prescrit le repos, les bains de siège ou les grands bains chauds, les pulvérisations phéniquées chaudes, les applications de compresses ou mieux d'éponges trempées dans de l'eau boriquée chaude; ces éponges, bien exprimées, seront maintenues en permanence sur les tumeurs enflammées, à la condition que leur température ne soit pas trop élevée. Dans le cas où elles auraient été trempées dans de l'eau dont la chaleur atteignait 55 à 60 degrés, comme on l'a recommandé, leur application ne doit être que temporaire.

D'après quelques médecins, les applications et les lotions froides procureraient plus de soulagement ; le fait est, en effet, exact pour certains hémorroïdaires, mais non pas pour la plupart, et l'on a même observé que l'action de l'eau froide avait pour conséquence une plus longue durée des crises et une exagération de l'inflammation.

A ces moyens il est bon d'ajouter l'usage de

quelques substances calmantes (belladone, ciguë, jusquiame, opium, morphine) soit sous forme de suppositoires, soit sous forme de pommades iodoformées, et l'administration de laxatifs, si ces derniers n'ont pas pour effet de provoquer la contraction spasmodique de l'anus. ALLINGHAM prescrit, en outre, des fomentations avec le glycérolé de tannin ou une pommade au calomel, dont l'application produit une cuisson assez vive il est vrai, mais qui n'est que passagère et rapidement suivie de la diminution de la turgescence; il recommande encore de faire consister son alimentation en légumes très cuits et de s'abstenir de toute liqueur alcoolique.

Quand cette médication échoue et quand les phénomènes douloureux ne présentent aucune détente, on a conseillé d'avoir recours aux applications de sangsues, actuellement et justement condamnées, et à la ponction ou à l'incision des tumeurs sanguines, dont l'évacuation, en diminuant leur tension, serait suivie de l'apaisement des douleurs.

En présence des suites incertaines de cette thérapeutique, et des échecs auxquels elle expose, la plupart des chirurgiens se déclarent aujourd'hui prêts à instituer le plus tôt possible le traitement chirurgical, dont la cautérisation, l'inci-

sion et l'excision constituent les trois moyens
d'action.

§ 2. — Traitement chirurgical.

1° *Cautérisation*. — *La cautérisation*, l'une des
méthodes les plus anciennes que l'on ait mises
en pratique contre les tumeurs hémorroïdaires,
a surtout été appliquée à la cure des hémorroïdes
internes. Toutefois, bien que son emploi n'ait
été qu'exceptionnel à l'égard des hémorroïdes
externes, on retrouve des relations évidentes que
l'on s'est servi tantôt du cautère actuel, tantôt
des caustiques.

De nos jours ces cautérisations sont à peu près
abandonnées ; aussi est-il inutile d'y insister autrement que pour rappeler l'action favorable,
d'après Gosselin, de l'acide azotique mono-
hydraté en attouchements sur la variété d'hémorroïdes externes dites hémorroïdes muqueuses.

2° *Incision*. — *L'incision*, autrefois beaucoup
plus en faveur que le moyen précédent, est
simple et facile à exécuter ; elle a, de plus, cet
avantage d'apporter un rapide soulagement et
quelquefois, assure-t-on, de guérir définitivement. Elle s'effectue soit avec une lancette soit

avec un bistouri, et lorsque la varice est vidée du caillot qu'elle renferme, on la recouvre d'un pansement compressif.

En général il ne survient aucune complication ; pour prévenir toute hémorragie on conseille le repos pendant quelques heures. Dans le cas où cet écoulement sanguin apparaîtrait abondamment, une ligature ou l'application d'une pince à forcipressure en viendrait facilement à bout.

Cette opération n'est applicable que chez les malades porteurs d'une ou deux petites tumeurs de formation peu ancienne; dans les circonstances opposées, il ne faut guère compter sur une amélioration, même de courte durée ; d'ailleurs, comme ce n'est pas une méthode opératoire absolument et constamment inoffensive, elle doit céder le pas à l'excision.

3ª *Excision*. — *L'excision* doit être pratiquée sous le couvert de l'antisepsie, le malade préparé d'avance comme pour toute opération. Lorsque l'anesthésie par le chloroforme est obtenue, on saisit successivement chacune des tumeurs enflammées et on les sectionne le plus près de leur base d'implantation : on s'occupe ensuite de l'hémostase, pour laquelle quelques ligatures artérielles sont nécessaires, puis l'on termine l'opération par la suture des plaies au crin de Florence

et par l'application d'un pansement antiseptique;
dans la suite on se comporte comme pour toute
plaie suturée. Si, de parti pris la réunion n'a pas
été effectuée après l'excision, les lavages et les
pansements sont renouvelés chaque jour jusqu'à
la cicatrisation, qui, en général, est rapide.

**Doit-on faire l'*ablation de tous les bourrelets
hémorroïdaires*?** Ou l'excision ne doit-elle porter
que sur une ou deux de ces tumeurs, principalement sur celles qui sont ulcérées, pour éviter la
formation d'un rétrécissement de l'anus? On
tiendra, en effet, compte de cette conséquence
possible, mais on la préviendra presque à coup
sûr, en laissant des ponts de téguments entre
chaque point où aura porté la section. Quant à
la guérison, elle est complète en quelques jours,
après lesquels la région anale a repris son aspect
normal.

§ 3. — Conclusions thérapeutiques.

De l'analyse des différents modes de traitement,
applicables aux hémorroïdes externes, il se dégage, suivant nous, ces conclusions :

1° Que tout traitement non opératoire ne doit
être considéré que comme un *traitement palliatif*,
laissant subsister des reliquats hémorroïdaires,

susceptibles un jour ou l'autre d'engendrer des complications ;

2° Que la cautérisation et l'incision, tout en pouvant être suivies d'une guérison définitive, ne mettent pas toujours à l'abri des récidives et de leurs conséquences possibles ;

3° Que l'excision, suivie de sutures, appliquée à toutes les variétés d'hémorroïdes externes, soit en dehors soit pendant les crises congestives, est la méthode la plus propre à obtenir une cure radicale.

En résumé l'*excision*, suivie de réunion, pour les hémorroïdes externes, doit être considérée *comme la méthode de choix* et appliquée toutes les fois que l'on aura à traiter des hémorroïdaires ne s'opposant pas à une intervention. Dans le cas contraire, on aura à choisir parmi les moyens médicaux dont nous nous sommes efforcés de tracer les indications.

CHAPITRE TROISIÈME

TRAITEMENT DES HÉMORROÏDES INTERNES

**Traitement médical. — Traitement chirurgical.
Résumé thérapeutique.**

A. — TRAITEMENT MÉDICAL

Les hémorroïdes internes constituent, dans la
majorité des cas, une infirmité par moments tellement gênante et pénible qu'il n'y a pas à s'étonner qu'on ait, depuis des siècles, multiplié les
tentatives de les guérir et de les opérer.

Pour arriver à cette cure, que d'innombrables
formules médicamenteuses inventées! De tous
ces efforts qu'est-il résulté? Ces notions : que la
guérison radicale n'a jamais été démontrée anatomiquement et que les succès obtenus n'ont été
qu'une victoire remportée sur les manifestations
symptomatiques.

Quelque incomplets que soient les résultats acquis, ils n'en doivent pas moins nous encourager à perfectionner nos moyens d'action et à appliquer à propos ceux dont la valeur a été révélée par l'expérience. C'est à la description de ces derniers moyens que nous consacrerons ce chapitre, laissant à l'écart tout ce qui a joui pendant quelque temps d'une renommée imméritée.

Dans l'exposé de ces considérations thérapeutiques, il nous semble logique de suivre la division adoptée au chapitre de la symptomatologie, les indications différant pour chaque variété clinique.

§ 1. — Hémorroïdes non procidentes, non douloureuses et saignantes,

Les hémorroïdes non procidentes, qui ne déterminent aucune douleur et qui, au moment des garde-robes, ne donnent lieu qu'à un suintement de sang peu abondant, ne réclament que des soins médicaux et un régime propre à faire disparaître l'écoulement sanguin. On combat la constipation habituelle qui favorise la stase veineuse et la rupture des veines par l'emploi des purgatifs doux et des lavements froids.

Comme agents laxatifs on conseille avec avantage les eaux minérales magnésinnes et sodiques (eaux de Pulna, d'Hunyadi-Janos, de Montmirail), les magnésies granulées, le carbonate de magnésie à la dose de deux ou trois cuillerées à café tous les deux ou trois jours, la rhubarbe ($0^{gr},50$ par jour, les pilules de Cascara sagrada, le tamar indien), etc. De tout temps, on a encore préconisé l'huile de ricin et l'on a proscrit l'aloès ; nous avons déjà noté que pour plusieurs médecins la première de ces substances a une action irritante sur la muqueuse rectale et que l'aloès, d'après FORDYCE BARKER, aurait une action salutaire.

Quel que soit le laxatif employé, son usage doit être réglé de telle façon que le malade cesse d'être constipé, sans devenir diarrhéique, et ce laxatif agira avec d'autant plus de sûreté que l'on prendra l'habitude de se présenter chaque jour à la garde-robe, à heure fixe, quelque temps après son administration.

Matin et soir, il est nécessaire de faire des lotions froides sur la région anale et de prendre des lavements froids ou glacés, que l'on additionne d'une substance astringente (alun, ratanhia, eau de Pagliari, etc.) ou tout simplement d'acide borique. Certaines préparations martiales (le persulfate de fer), employées sous forme de pommade, de suppositoires ou en poudre, agiraient également avec efficacité.

Quant aux médicaments internes, quelques-uns, jouissant d'une propriété décongestive, sont recommandés : tels sont l'hamamelis virginica (en décoction, en teinture : 2 à 5 grammes, en extrait sec : $0^{gr},05$ à $0^{gr},15$) le capsicum (extrait $0^{gr},50$ à 1 gramme en pilules), et l'ergotine ; mais l'action de cette dernière est tellement infidèle qu'il y a peu à compter sur elle.

Comme adjuvant de cette médication complétée par l'administration de préparations toniques, il est important que l'on observe le plus rigoureusement possible les règles hygiéniques suivantes : manger modérément, en choisissant de préférence les viandes blanches, les légumes frais, les fruits cuits, le beurre, le lait, le raisin et en écartant les gibiers faisandés, les fromages putréfiés et les légumes secs, qui ont la propriété de donner naissance, dans l'intestin, à un développement de gaz abondant ; s'abstenir de liqueurs alcooliques, éviter la station assise trop longtemps prolongée et faire le plus possible d'exercice en plein air.

§ 2. — Hémorroïdes procidentes, facilement réductibles.

Pour ces hémorroïdes, il convient d'appliquer les principes thérapeutiques, que nous venons d'indiquer. En prenant régulièrement de telles précautions et en évitant toute intempérance, on a des chances de ne pas voir les bourrelets procidents augmenter de volume et devenir irréductibles. Pour en faciliter la réduction après chaque défécation, B. Cooper a recommandé de provoquer la garde-robe particulièrement le soir; d'après cet auteur, le repos au lit permettrait au rectum de reprendre plus aisément sa place, si un léger taxis, fait par le malade, avec une éponge imbibée d'eau froide, n'a pas déjà atteint ce résultat.

§ 3. — Hémorroïdes procidentes, lentement et difficilement réductibles. — Hémorroïdes saignantes.

Lorsque les tumeurs, sorties du rectum, sont le siège de quelques douleurs, lorsqu'elles sont lentement et difficilement réductibles, le premier soin du malade est de chercher à les faire rentrer aussitôt après leur procidence.

En cas d'échec, le médecin sera immédiatement prévenu et il procédera à un taxis modéré et méthodique exécuté de la manière suivante : le malade étant couché sur le côté, le siège élevé à l'aide de coussins, on introduit la pulpe de l'index de la main gauche dans l'anus, et de la main droite on refoule lentement la masse herniée vers le rectum, dans lequel l'index gauche sert de guide pour les manœuvres de réduction.

En pareil cas, de même que l'on doit s'abstenir de tout taxis forcé, de même l'on doit proscrire les incisions et les applications de sangsues, comme moyens préventifs au taxis ; ce sont là des moyens dangereux, dont on ne saurait trop blâmer l'emploi. La réduction obtenue, il est nécessaire que l'on mette en œuvre, dans l'avenir, les mesures thérapeutiques et hygiéniques, que nous avons exposées dans les paragraphes précédents.

Ces différentes règles de conduite ne s'appliquent qu'aux cas de procidence exempts de complications. Or ces dernières sont loin d'être rares et déjà nous avons vu que les deux principales sont l'hémorragie et l'étranglement inflammatoire. Contre ces accidents on a préconisé divers moyens et diverses opérations, que nous allons rapidement passer en revue, en nous efforçant finalement d'en poser les indications.

Lorsque l'*hémorragie* est abondante, on institue la médication froide et glacée, déjà indiquée, (lotions, lavements, vessie de glace) et si l'on n'arrive pas de la sorte à s'en rendre maître on a conseillé d'avoir recours au *tamponnement du rectum* à l'aide de bourdonnets de coton saupoudrés d'iodoforme ou de gaze iodoformée. L'écoulement peut ainsi être arrêté, mais il est bon d'être prévenu que quelquefois ce moyen n'a d'autre résultat que d'empêcher l'issue du sang au dehors, lequel continue de s'accumuler dans l'intestin. Il est donc de toute nécessité de surveiller le malade pour parer aux dangers possibles de l'hémorragie interne.

Des hémorragies aussi considérables, en dehors de toute opération, sont très exceptionnelles : néanmoins on en a publié quelques observations et dans l'un de ces cas, LANDOWSKI[1] a obtenu un succès par le moyen suivant : le malade fut mis dans un bain à 35°, porté ensuite à 45° pendant un quart d'heure, l'anus maintenu béant au moyen d'un spéculum olivaire à claire-voie. Non seulement, dit l'auteur, l'hémorragie s'arrêta, mais encore les hémorroïdes se flétrirent et disparurent et, six mois après, il n'y avait pas eu de récidive.

Malgré les plus minutieuses précautions dans les soins de chaque jour, il est fréquent de voir les hémorroïdes procidentes devenir plus turgescentes et des *accidents d'inflammation* et *d'étranglement* éclater. Dans ces circonstances il faut en général peu compter sur le froid dont on ne

---

1. LANDOWSKI, *Rev. de chir.*, 1881, p. 500.

doit, d'ailleurs, user qu'avec une grande réserve, sous peine de faire courir les chances d'une gangrène totale ou partielle.

Mieux vaut, à notre avis, recourir au traitement par la chaleur (grands bains, lotions, applications d'éponges), comme nous l'avons déjà mentionné, et aux solutions narcotiques. Les pulvérisations phéniquées chaudes, la bouilloire tenue rapprochée à 25 ou 30 centimètres des tumeurs, agissent souvent très rapidement en décongestionnant les tissus, en annihilant l'élément spasmodique et par suite en faisant disparaître les douleurs.

D'après le Dr J. BRINDLEY [1] (de Londres) tous les symptômes morbides céderaient complètement à des applications de calomel sur les parties malades. Depuis plusieurs années que ce médecin emploie ce traitement, il n'aurait encore rencontré aucune hémorroïde enflammée, sécrétante, saignante ou non, qui aurait résisté à l'action de cette substance.

Le Dr PREISSMANN [2] (d'Odessa) arriverait à des résultats aussi heureux en traitant ces tumeurs

1. J. BRINDLEY, *Calomel contre les hémorroïdes* (*Bull. méd.*, 1892).

2. PREISSMANN, *Traitement des hémorroïdes* (*Wien. med. Presse*, n° 12, 1891).

de la manière suivante : avec une solution iodo-iodurée de glycérine il imbibe de petits tampons de coton, qu'il applique sur les hémorroïdes en ayant soin de les renouveler toutes les trois ou quatre heures. Ces applications sont un peu douloureuses au début ; aussi convient-il, si le sujet est très sensible ou si les hémorroïdes sont enflammées, de commencer par une solution faible (glycérine 35 grammes, iode, 0^{gr},20. K I, 2 grammes) pour arriver graduellement à une solution plus forte (glycérine, 35 grammes, iode, 1 gramme, K I, 5 grammes). Les résultats seraient des plus encourageants : en effet, on verrait le volume des hémorroïdes diminuer rapidement, les ulcérations se cicatriser en peu de temps et, même dans les cas les plus invétérés et les plus graves, la guérison s'obtiendrait en général dans l'espace de deux à trois semaines[1].

1. Autres formules de pommades et de suppositoires calmants :

Pommades :

	gr. c.		gr. c.
Cold-cream	15 »	Beurre de cacao.	10 »
Tannin.	2 »	Eau d'amandes.	7,50
Extrait thébaïque	0,25	Extrait d'hamamelis virg. .	0,20
Onguent populéum.	30 »	Vaseline.	30 »
Cérat saturné	10 »	Tanin	1,50
Antipyrine.	3 »	Chlorhydrate de cocaïne . .	1,20
Extrait de belladone. . }		Sulfate de morphine. . . .	0,30
— thébaïque . . . } aa	1 »	— d'atropine	0,25

(AUDBOIN.)

S'il n'est pas douteux que ces différents moyens
suffisent, dans un certain nombre de circonstances,
à faire tomber les accidents hémorroïdaires, il
n'est pas moins certain que parfois ils échouent.
C'est alors que, pour y remédier ainsi que pour
prévenir des récidives douloureuses et leurs conséquences souvent graves, on a préconisé d'autres
méthodes de traitement, qui sont du domaine de
la chirurgie et qui comprennent divers procédés
opératoires. Parmi ces procédés il en est quelques-uns que nous passerons sous silence : tels
sont la torsion, l'énucléation et l'excision simple,
que l'on a complètement abandonnées, à cause des
dangers qu'elles font courir (hémorragie secondaire, infection purulente, etc.). Nous n'aurons
donc à décrire et à discuter que la *dilatation
forcée du sphincter*, *l'écrasement linéaire*, la *ligature*, la *cautérisation* et *l'extirpation*.

Suppositoires :

	gr. c.
Beurre de cacao.	2 »
Onguent populéum.	1 »
Extrait de jusquiame,	
— de ciguë.	āā 0.15
Pour 1 supp.	

	gr. c.
Beurre de cacao	4 »
Chlorhydrate de morphine.	0,02
Iodoforme.	0,05
Extrait de ratanhia.	0.50
Pour 1 supp.	

	gr. c.
Chrysarobine.	0,06
Iodoforme.	0,015
Extrait de belladone.	0,007
Beurre de cacao.	2,00
Pour 1 suppositoire.	

B. — TRAITEMENT CHIRURGICAL

§ 1. — Dilatation forcée du sphincter.

La dilatation forcée, destinée à faire cesser la contraction du sphincter, qui jouerait le principal rôle dans les accidents d'étranglement, a été conseillée pour la première fois par GAYET (de Lyon) et par FONTAN, qui en a fait le sujet de deux mémoires. Vers la même époque, VERNEUIL, à qui ces travaux étaient restés inconnus, arrivait à la même conception et, sous son inspiration, paraissait la thèse de CRISTOFARI [1] qui, d'année en année, fut bientôt suivie de nombreux mémoires, traitant de la même question (WANNEBROUCQ [2], F. MONOD [3], PAUZAT [4], ROSIÈRES [5], etc.)

La dilatation du sphincter s'exécute soit avec les doigts, soit avec un spéculum, après avoir endormi le malade, sans oublier toutefois que des syncopes réflexes sont possibles au cours de cette intervention. Dans le premier cas, voici la manière de procéder : on introduit dans l'anus, l'un après l'autre, les deux pouces, enduits de vase-

1. CRISTOFARI, thèse de Paris, 1876.
2. WANNEBROUCQ. *Bull. méd. du Nord*, 1877.
3. F. MONOD, thèse de Paris, 1877.
4. PAUZAT, thèse de Paris, 1878.
5. ROSIÈRES, thèse de Paris, 1883.

line iodoformée, de façon à ce qu'ils se touchent par leur face dorsale, pendant que les quatre autres doigts prennent un point d'appui sur la tubérosité correspondante de l'ischion; puis on les écarte peu à peu, dans le sens transversal, jusqu'à ce que leur face palmaire rencontre les ischions. Même manœuvre est ensuite exécutée dans le sens antéro-postérieur; on peut aux deux pouces substituer les deux index, qui pénètrent plus profondément et dépassent les sphincters; de toute façon il faut faire cette dilatation avec douceur, sans aucune brusquerie pour ne pas s'exposer à fragmenter ou à déplacer un caillot intraveineux.

Si l'on préfère se servir d'un spéculum, on introduit d'abord l'index dans l'anus, puis un spéculum bivalve ou trivalve, les branches rapprochées. Cela fait, on écarte ces dernières peu à peu, et lorsqu'on juge l'écartement suffisant, on retire le spéculum sans rapprocher les valves. Les spéculums d'AMBROISE PARÉ, de NICAISE ou de préférence celui de TRÉLAT répondent bien aux indications.

De ces deux méthodes, les uns sont partisans de la dilatation digitale, convaincus que l'on se rend mieux compte de la force que l'on développe et des effets de la dilatation; les autres trouvent dans le spéculum un instrument qui agit d'une façon plus régulière et plus efficace.

Comme suites opératoires, il n'y a à signaler que de la lassitude et quelques douleurs locales, qui persistent peu de temps et, chez certains malades, un peu de dysurie et de catarrhe rectal, dont on vient facilement à bout. Le sphincter, insuffisant pendant 4 ou 5 jours, ne tarde pas à reprendre sa forme et sa tonicité, la défécation se rétablit régulièrement et, la congestion disparaissant, les bourrelets se réduisent.

Ces résultats peuvent être acquis au moyen d'une seule dilatation, qui, quelquefois, est même suffisante pour empêcher toute récidive de contracture et par conséquent d'accidents d'étranglement. Comme résultat définitif, à part les cas où de nouvelles crises reviennent dans l'avenir, on note un affaissement des bourrelets qui, tout en étant flétris, restent, ou non, procidents, sans donner lieu à aucun trouble important. Ces bourrelets persistent parfois assez volumineux pendant quelques mois, sans être accompagnés d'aucune douleur; il est nécessaire d'en être prévenu pour ne pas tenter une nouvelle dilatation, que la rentrée ultérieure des tumeurs rend inutile.

Existe-t-il des exemples où la dilatation forcée

a eu pour résultat de supprimer entièrement les tumeurs hémorroïdaires et d'obtenir une guérison radicale? Il est difficile de répondre à cette question, pour cette raison que la plupart des opérés sont perdus de vue à une époque trop rapprochée de l'intervention; mais ce que l'on sait, c'est que, le plus souvent, la dilatation est un moyen palliatif très précieux.

§ 2. — Écrasement linéaire (Chassaignac).

Cette méthode d'extirpation des hémorroïdes, utilisée pendant quelque temps après les assertions encourageantes qu'en avait données Chassaignac, n'est plus guère employée aujourd'hui. Tous les chirurgiens sont d'accord pour rejeter l'écrasement linéaire total, car il expose à un certain nombre de graves complications, dont l'hémorragie secondaire, l'infection purulente et le rétrécissement de l'anus sont les principales.

Quant à *l'écrasement linéaire partiel* ou *latéral*, qui consiste à ne pratiquer que plusieurs sections partielles sur les points les plus saillants des tumeurs, il n'a lui-même que de très rares défenseurs, car il n'est pas toujours exempt de dangers. Notons, toutefois, en passant, que Follin et Duplay ne le proscrivent pas absolument.

§ 3. — Ligature.

Si, en France, la *ligature* n'a jamais rallié qu'un petit nombre de voix, il n'en est pas de même en Angleterre, où elle est l'opération le plus en vogue. Pour Curling, Fergusson, Holmes, Allingham et bien d'autres, elle est une méthode sûre et innocente, à la condition d'être bien exécutée. Aussi, si l'on veut éviter les accidents, dont elle a été parfois suivie, ce qui doit être attribué, d'après ces auteurs, à une mauvaise exécution du procédé, est-il nécessaire de suivre le manuel opératoire traditionnel de l'hôpital Saint-Mark, dont nous empruntons la description à D. Mollière : « L'opérateur saisit un lobule hémorroïdal à l'aide d'une pince ou d'un crochet, et l'attire en bas. Chaque hémorroïde doit être opérée séparément; jamais la ligature ne doit comprendre plusieurs lobules à la fois.

« A l'aide de forts ciseaux pointus, il sépare la tumeur de ses connexions avec les couches musculaires et celluleuses sous-jacentes. Cette incision doit être faite au niveau du point où la peau se transforme en muqueuse, c'est-à-dire où les téguments changent de coloration. Elle doit être dirigée en haut, mais parallèlement aux tuniques intestinales et de telle façon que l'hémorroïde n'adhère plus au rectum que par ses vaisseaux et un lambeau de muqueuse. Cette incision est sans dangers, car les vaisseaux ne pénètrent dans les tumeurs et n'en émergent que par leur partie supérieure.

« Un fort cordonnet de soie cirée est appliqué dans le sillon qui vient d'être creusé, et tandis qu'un aide tire la tumeur en dehors, la ligature est serrée *aussi fortement que possible*. On pourrait, à la rigueur, exciser ensuite une portion de l'hémorroïde si elle était très volumineuse, mais il ne faut pas alors sectionner trop près de la ligature car on serait exposé à la voir glisser et tomber.

« La tumeur, préalablement huilée, est réduite dans le rectum. La réduction doit être complète.

« Excision simple à l'aide des ciseaux des marisques, des plis cutanés hypertrophiés ou végétations qui coexistent si souvent avec les hémorroïdes internes. Lavement opiacé.

« Immédiatement après l'opération, disposez sur la région de l'anus un tampon de ouate et un bandage en T fortement compressif. C'est le moyen d'empêcher presque absolument les ténesmes.

« Les ligatures se séparent en général entre le

dixième et le douzième jour. Elles sont éliminées en même temps que les tumeurs flétries et les matières fécales. »

BODENHAMER[1], qui est également partisan de cette méthode opératoire, la pratique en lui faisant subir les quelques modifications suivantes : « Il fait la ligature en plusieurs séances : il ne lie jamais plus d'un bourrelet chaque fois ; il se sert d'un fil de soie serré juste pour suspendre la circulation ; il ne comprend pas tout le nodule dans la ligature et il en laisse une partie qui s'élimine elle-même. Les gros nodules sont liés en plusieurs fois. On passe une aiguille courbe munie d'un fil double un peu au-dessus de la base de la tumeur et chaque fil est serré séparément. Il faut inciser la peau ou le tissu mucoso-cutané dans le point où la ligature doit être placée afin de la rendre moins douloureuse. Dans bien des cas, lorsque les malades ne consentent pas à laisser inciser la peau, BODENHAMER a quelquefois recours à la ligature temporaire qu'il laisse quinze à vingt minutes en place ; au bout de cinq à huit jours, la tumeur a disparu. Quant aux nodules irrités et enflammés, il faut d'abord combattre l'inflammation. »

1. BODENHAMER, *New-York Med. Rec.* 1880, et *Dict. encycl.*, t. XIII, 4e série.

Starke, cité par F. Koenig[1], a également obtenu de bons résultats en se comportant ainsi : après désinfection préalable du champ opératoire, il fait une ligature de soie phéniquée ou de catgut. Il fait toujours précéder l'opération de la section du sphincter, qu'il pratique au niveau du raphé postérieur. Après avoir lié toutes les nodosités, il introduit dans le rectum un drain, dont il entoure l'extrémité inférieure de ouate (ou de jute) salicylée. Le pansement est fixé à l'aide d'une bande compressive. Puis le malade est soumis à une diète sévère pendant une à deux semaines et on lui fait prendre de l'opium à l'intérieur.

Kiriac[1] ajoute à la ligature l'excision de la tumeur en opérant de la manière suivante : on applique à la base de la tumeur hémorroïdaire une série de ligatures passées avec l'aiguille de Reverdin, chacune de ces anses enserrant un centimètre environ du pédicule et empiétant sur la moitié du territoire de chaque ligature voisine. L'ensemble forme une couronne de *sutures subintrantes*, comprenant la totalité du pédicule de la tumeur; les ligatures placées, il ne reste plus qu'à sectionner la tumeur au ras des fils.

1. Fr. Koenig, *Traité de pathog.* t. II, 2ᵉ f. p. 546.
2. Kiriac, *Arch. comm. Méd.*, nᵒ 6, 1888.

§ 4. — Cautérisation.

La *cautérisation* a été, comme nous l'avons déjà dit, une des méthodes les plus usitées anciennement. Si on voulait en faire l'historique, on verrait qu'elle a passé par plusieurs périodes de faveur et de défaveur et qu'actuellement beaucoup de chirurgiens en ont restreint l'usage à quelques cas particuliers.

Elle a été pratiquée soit avec le fer rouge ou le galvano-cautère, soit avec des caustiques, les uns solides, les autres liquides. De leur application différente sont nés de multiples procédés. Parmi eux ne mentionnons qu'à titre historique la cautérisation ignée totale destructive (BOYER), la cautérisation ignée superficielle (DEMARQUAY), la cautérisation destructive profonde à l'aide des caustiques solides. Aucun de ces procédés ne mérite d'être conservé, soit à cause des douleurs de longue durée qu'ils provoquent, soit à cause des dangers auxquels ils prédisposent. Il ne nous reste donc à exposer que les procédés actuellement usités.

A. — CAUTÉRISATION AVEC LE FER ROUGE

1. *Cautérisation ignée interstitielle.*

Préconisée par Gosselin, Verneuil, Calmeille [1] et Lartisen [2], elle consiste à introduire la pointe du thermo-cautère dans l'épaisseur des bourrelets. Cette ignipuncture, qui n'est applicable qu'à des tumeurs peu volumineuses, a l'avantage d'être peu douloureuse et de n'exposer ni à l'hémorragie primitive, ni à des rétrécissements consécutifs. Toutefois, un cas de pyohémie, rapporté par Verneuil, doit faire faire quelques réserves sur son innocuité.

2. *Cautérisation galvanique.*

On se sert du galvano-cautère soit pour obtenir, comme avec le thermo-cautère, une cautérisation interstitielle, soit pour enlever les bourrelets en entourant leur pédicule d'une anse de fil de platine et en le chauffant peu. Cette dernière manière d'agir aurait donné des succès à Esmarch ; cependant il n'est nullement prouvé qu'elle mette constamment à l'abri des hémorragies.

1. Calmeille, th. de Paris, 1870.
2. Lartisen, th. de Paris, 1873.

3. *Fer rouge combiné avec les excisions,*
et l'étranglement par un clamp.

Pour prévenir l'hémorragie en écrasant les vaisseaux et les rétrécissements ultérieurs, dit VINCENT[1] qui résume ainsi les diverses manières d'opérer, on s'applique, dans ce procédé mixte, à n'enlever que les bourrelets saillants, à ménager la muqueuse intermédiaire. On se sert, dans ce but, d'un clamp, d'une pince qui limite l'action du feu en écrasant les vaisseaux et tous les tissus en amont. On attire au dehors les bourrelets au moyen d'une pince à mors fenêtrée (forceps hémorroïdal d'ASHTON et ses similaires) qui ne blesse pas les tissus. On se fraie la voie avec un spéculum dilatateur de l'anus. La tumeur saisie et attirée au dehors, on la tord pour en pédiculiser la base, puis on saisit celle-ci entre les mors de l'un des clamps de SMITH, de LEE, d'ALLINGHAM, de GOWLAND, bien supérieurs à la pince de LANGENBECK.

On excise au bistouri ou aux ciseaux le bourrelet, et avec un fer rouge cerise on dessèche la surface d'excision jusqu'à ce qu'aucune goutte de sang ne sourde lorsqu'on relâche la striction

1. VINCENT, *Dict. encycl. des Sc. m.*, t. XIII, 4ᵉ série, p. 503.

du clamp. Ce procédé est excellent dans son but et son instrumentation. Mais on peut le réaliser plus simplement. GUERSANT le faisait avec ses pinces-cautères en forme de tenailles de menuisier ou de tenailles casse-sucre; RICHET, avec son cautère-écraseur à anneaux de bois; mais on ne peut avoir la même sécurité avec ces cautères qu'avec l'écraseur-clamp. DESGRANGES le réalise mieux avec l'entérotome de DUPUYTREN, et d'autres avec la pince à phimosis. On protège les tissus voisins contre l'irradiation calorique en les recouvrant de la capsule de JOBERT, et mieux de compresses, de planchettes, de morceaux de cartons mouillés.

Pour nous, nous nous servons, en guise de clamp, de la pince à phimosis de COLLIN. Le malade endormi, nous faisons, avant de procéder à la cautérisation comme avant de procéder à la ligature, une dilatation extrême du sphincter à l'aide du dilatateur anal. Avec des pinces de NÉLATON ou de PÉAN, ou de simples pinces à pansement de l'utérus, nous saisissons successivement les bourrelets saillants; nous enlevons le spéculum et nous amenons au dehors les têtes de bourrelets en tirant graduellement sur les pinces; la pince à phimosis est placée à la distance de un à deux centimètres au-dessus des pinces fixatrices et avec le thermo-cautère cultellaire nous faisons l'excision du bourrelet et le desséchement lent du pédicule. Le lavage à l'eau boriquée glacée fait, les surfaces sont enduites de vaseline sublimée ou iodoformée et on réduit.

B. — CAUTÉRISATIONS LIQUIDES

Quelques liquides corrosifs ont été mis en usage pour la cantérisation superficielle des bourrelets; ainsi l'on s'est servi du nitrate acide de mercure, de l'acide sulfurique, du beurre d'antimoine, de l'acide chlorhydrique et surtout de l'*acide azotique mono-hydraté*. Ce dernier, conseillé d'abord par Houston, puis par Lee, Fergusson, Curling, Smith, qui plus tard l'ont abandonné, a été vivement vanté par Gosselin et Billroth, dont l'autorité a été la principale raison de la faveur dont il a joui pendant quelques années.

Voici de quelle façon on doit procéder à son application : Le malade couché sur le côté, et les régions ano-périnéale et fessière étant enduites de vaseline iodoformée pour les protéger contre l'action de l'acide qui, par hasard, viendrait à tomber sur elles, on provoque la procidence des

bourrelets et on les maintient au dehors soit avec
des pinces, soit avec une anse de fil passée à
travers leur base. Chacun des bourrelets est minutieusement essuyé avec de la gaze iodoformée
et touché avec un pinceau d'amiante, légèrement
imprégné d'acide, dont on doit prolonger le contact jusqu'à ce que la surface touchée blanchisse.
A ce moment on enlève l'excès d'acide par des
lavages et les tumeurs séchées, puis vaselinées,
sont réduites dans le rectum.

Cette méthode, d'après GOSSELIN principalement, offrirait de très grands avantages, sur lesquels il insiste dans sa monographie et, dans
l'une de ses leçons cliniques, il en spécifie ainsi
l'usage :

« Quand les hémorroïdes sont peu volumineuses, mais l'anus facilement dilatable, quelques
cautérisations superficielles avec l'acide azotique.

« Quand le bourrelet est gros et étranglé, cautérisation adjuvante avec le même acide. »

Il est évident que ce mode de cautérisation a
rendu des services, surtout quand les tumeurs
sont peu volumineuses et bien isolées ; mais, en
général, la méthode est lente, douloureuse et
assez fréquemment suivie de récidive, et, à la
chute des eschares, il peut y avoir à craindre

l'explosion d'accidents hémorragiques ou septi-
cémiques.

§ 5. — Injections caustiques parenchymateuses.

Cette méthode s'exécute en pratiquant dans
chaque tumeur, au moyen de la seringue de
Pravaz, des injections d'un liquide corrosif, al-
cool, chlorure de zinc, ergotine (VIDAL, JETTE,
DETOURBE), acide phénique pur ou glycériné (BLA-
CKWOOD, EDMUND ANDREWS, LANGE). En présence
des insuccès que ce procédé, dit procédé améri-
cain, a tout d'abord donnés, et des complications
(abcès, fistules, etc.) qu'il a fait naître, on est
tenté de ne le signaler que pour le proscrire.

Cependant, quelques chirurgiens, plus heureux
dans leurs résultats, engagent encore à ne pas le
mettre entièrement de côté, et recommandent
l'acide phénique. KELSEY[1], en particulier, s'en
serait servi sur plus de deux cents malades, sans
observer aucun accident sérieux, en utilisant la
solution à 15, 33 et 50 p. 100. Il ajoute qu'il a
revu quelques-uns de ses malades au bout de
plusieurs années, et qu'aucun ne présentait de
récidive.

---

1. KELSEY, *Rev. des Sc. méd.*

§ 6. — Excision avec le thermo-cautère.

FORGUE et RECLUS[1] en donnent la technique suivante : « Après dilatation anale, ce qui donne du jour et rend « procidentes » les masses internes, nous érignons à la pince la muqueuse à deux ou trois centimètres de la marge, et l'attirons au dehors ; le bourrelet est bien exposé. Par une pince à pression, placée parallèlement à l'axe rectal, nous en pédiculisons quatre ou cinq points, choisis parmi les plus turgides, sur la couronne hémorroïdaire ; chacun des plis étreints est excisé au thermo, passé à ras des branches ; les pinces restent encore en place quelques instants et sont desserrées. L'hémorragie est insignifiante, si l'on a opéré au rouge brun hémostatique ; les eschares sèches et nettes alternent avec les bandes réservées du bourrelet ; leur rétraction modulaire progressive va achever la rentrée totale de la masse, et, comme elles sont disposées en une orientation « radiée », elles sont incapables de produire le rétrécissement qui succède aux cicatrices circulaires totales. Le malade sera constipé par l'opium pendant cinq ou sept jours ; une

---

1. FORGUE et RECLUS, *Traité de thérap. chir.*, t. II, p. 706.

mèche de gaze iodoformée tamponnera son rectum. Tout se passe simplement et sans péril hémorragique ou septique; nous avons quelquefois noté une dysurie réflexe, passagère, d'ailleurs. »

§ 7. — Extirpation suivie de sutures.

Cette opération consiste, d'après le procédé de Whitehead, à faire sortir hors du sphincter les masses hémorroïdaires, et, une incision circulaire étant tracée à l'union de la peau et de la muqueuse, à les diviser ensuite en quatre segments par des incisions faites dans l'axe de l'intestin. Chaque portion est alors saisie par une pince; on libère la masse à sa partie inférieure par une incision transversale, puis, à coups de ciseaux, on remonte peu à peu dans la couche celluleuse, jusqu'à une hauteur d'un pouce et demi. Chaque segment, ainsi isolé, ne tient plus en haut que par un pédicule de muqueuse saine; on le sectionne, et on réunit par des points de suture le bord de la muqueuse à la peau de l'anus.

Ce procédé, auquel Whitehead a eu recours près de trois cents fois, sans avoir aucun accident à déplorer, est vivement recommandé par un certain nombre de chirurgiens, entre autres par

Weir[1], Raffin[2], Penrose[3], Delorme[4], Pilcher[5], etc.
D'après ce dernier, il est nécessaire de prendre
certaines précautions, que nous reproduisons
d'après la *Revue des Sciences médicales* :

« Il est difficile de reconnaître les fibres musculaires du sphincter, surtout si les tumeurs sont
volumineuses, et si le sphincter est relâché par
une dilatation préliminaire; il est bon, au préalable, d'en vérifier les limites, pour procéder à
l'énucléation.

« Durant la dissection, la surface du sphincter
sera suivie avec soin, en restant en dehors du
tissu musculaire; on évite ainsi un hémorragie
un peu forte. Cette dissection sera prolongée au
delà du tissu hémorroïdal.

« Dans les cas graves, il y a toujours relâche-
ment du rectum, avec tendance au prolapsus, et
il est nécessaire de retrancher un segment de
l'intestin. Mais il n'y a pas lieu de réséquer la
peau de la région anale, bien qu'elle puisse parfois sembler exubérante. L'opération terminée
et l'intestin fixé à la peau, la ligne de suture est
en dehors de l'anus, mais au bout de quelque

1. Weir, *Rev. des Sc. méd.*, t. XXXVII, p. 634.
2. Raffin, *Rev. des Sc. méd.*, t. XXXVII, p. 364.
3. Penrose, *Rev. des Sc. méd.*, t. XXXVII, p. 634.
4. Delorme, *Bull. Sc. chir.*, 2 juillet 1892.
5. Pilcher, *Rev. des Sc. méd.*, t. XXXVII, p. 264.

temps, les parois rectales regagnent de la tonicité et se rétractent, le sphincter se contracte et la ligne d'union remonte dans l'anus. Il faut que le segment excisé du rectum soit égal de chaque côté, pour éviter un ectropion partiel de la muqueuse. »

RECLUS[1] a maintenant presque exclusivement recours à un procédé analogue à celui de WHITEHEAD ; voici la description qu'il en donne :

« Après la dilatation préalable de l'anus, par le spéculum de TRÉLAT, je saisis avec une pince à pédicule, droite et à mors étroits, les hémorroïdes procidentes, d'abord d'un côté de l'anus, le droit, par exemple, et je sectionne ce bourrelet avec un bistouri, ou mieux avec des ciseaux courbes. En général, au fur et à mesure que l'on coupe, la muqueuse s'échappe des mors de la pince et tend à remonter plus ou moins haut vers l'ampoule ; aussi je la prends avec des pinces à forcipressure, en l'étreignant surtout au niveau des points où saignent les vaisseaux, afin d'obtenir une hémostase provisoire. Puis, la section terminée, je juxtapose peau et muqueuse, et je suture au crin de Florence.

« Reste le bourrelet du côté gauche : je le saisis

1. RECLUS, *Mercredi méd.*, 20 juillet 1892.

de la même manière que celui du côté droit, avec
une pince à pédicule, avec deux si le volume du
paquet variqueux est trop considérable, puis je
coupe et je suture. J'ai donc ainsi laissé, en avant
et en arrière de la marge de l'anus, un segment de
peau et de muqueuse non excisé, et qui suffit amplement à éviter toute rétraction cicatricielle. Je
m'arrange, d'ailleurs, pour ménager les téguments au point où les hémorroïdes sont le moins
accusées. Aussi la pince ne saisit pas toujours le
bourrelet dans une direction antéro-postérieure,
elle peut être transversale ou oblique, si les varices sont moins abondantes sur les côtés qu'en
avant et en arrière de l'orifice anal.

« La suture, qui juxtapose la peau à la muqueuse, pour obtenir la réunion, assure aussi
l'hémostase. Je me contente donc, pour tout pansement, de mettre dans le trajet anal et remon-
tant jusqu'à l'ampoule, une mèche de gaze iodoformée que je maintiens par un bandage en T.
Comme le malade a été purgé la veille de l'intervention, quelques pilules d'extrait thébaïque le
constipent pendant les cinq ou six jours suivants ;
à ce moment, j'ordonne un léger purgatif et
un lavement, et la première selle est à peine
douloureuse. Le septième jour, j'enlève les fils
qui ne sont pas tombés spontanément ou sous

l'effort d'une légère traction ; ceux-là sont en petit nombre.

« Cette opération me paraît présenter de grands avantages, et je la préfère même à la « volatili-« sation » du professeur Richet. Elle ne nécessite aucun appareil spécial, ni pince à friser, ni fil de fer recuit, ni foyer de chaleur ; elle se pratique très facilement à la cocaïne, et c'est une des opérations que j'ai tenu à faire avec cet anesthésique local, sous les yeux des membres du dernier *Congrès de chirurgie*. Elle ferme la porte aux inoculations septiques que laisse ouverte la chute des eschares après l'emploi de la cautérisation. Enfin, la guérison est beaucoup plus rapide, et en sept jours elle est « pratiquement » obtenue ; il reste bien quelques petits points ulcérés, au niveau des fils tombés spontanément, mais leur cicatrisation est fort prompte.

C. — SOINS ANTISEPTIQUES A PRENDRE DANS CES OPÉRATIONS. COMPLICATIONS POST-OPÉRATOIRES

Quelle que soit l'opération que l'on ait décidé de mettre en pratique, il est inutile de rappeler que les précautions antiseptiques doivent être appliquées ici, avant, pendant et après l'intervention, plus rigoureusement encore que dans toute autre région. Elles sont le complément nécessaire des soins que le malade a dû recevoir, les jours précédents, pour le préparer à l'opération, lorsque cette dernière n'aura pas été faite d'urgence. L'intervention effectuée dans ces conditions, on provoquera la constipation par l'administration de l'opium à l'intérieur.

Après l'ablation de ces tumeurs, faite sous le couvert de l'antisepsie et par les procédés modernes, les suites opératoires sont exemptes de tout incident fâcheux; aussi ne devrait-il pas être question ici de complications post-opératoires, si l'on n'en voyait pas quelquefois surgir consécutivement aux autres interventions, quelque soin que l'on ait apporté à leur exécution. Sans qu'il y ait besoin d'y insister, il est utile de se rappeler, pour être prêt à porter remède, que l'on peut voir survenir des *douleurs* locales assez intenses, des *ténesmes* violents, de la *rétention d'urine*, des *hémorragies* et exceptionnellement la *pyohémie*.

D. — RÉSUMÉ THÉRAPEUTIQUE

Des inconvénients et surtout des dangers auxquels prédisposent les hémorroïdes internes idiopathiques (nous avons vu quelle conduite il convient de tenir à l'égard des hémorroïdes externes) il ressort manifestement que ces varices ne doivent pas être respectées et encore moins favorisées, mais qu'au contraire elles appellent une thérapeutique variable suivant les cas.

Nous avons déjà indiqué à quelles variétés s'applique le traitement médical. Quelque résultat heureux que l'on enregistre sous son influence, il ne possède cependant d'autre valeur que celle d'un traitement palliatif. Il ne doit donc être préconisé que dans les cas où les phénomènes morbides n'apportent qu'un trouble pour ainsi dire insignifiant dans l'économie, et lorsque, en présence d'accidents plus accusés, les malades s'opposent à toute intervention plus efficace.

Si, au contraire, l'on est appelé auprès d'hémorroïdaires atteints des différentes complications (hémorragie, étranglement, anémie, troubles nerveux et moraux, etc.) que nous avons exposées, il est indiqué de tenter tout d'abord une dilatation forcée, quand l'on a reconnu que la contracture du sphincter est en jeu.

Lorsque cette dilatation n'est pas parvenue à conjurer tous les accidents, l'emploi de la cautérisation, d'après les procédés ci-dessus énoncés, et de la ligature, telle qu'elle est pratiquée en Angleterre, peut rendre de très grands services ;

mais comme les bienfaits de ces opérations ne sont pas toujours persistants et comme les récidives surviennent parfois, il paraît légitime à beaucoup de chirurgiens de leur préférer le procédé qui a le plus de chances d'approcher de la cure radicale, c'est-à-dire l'extirpation sanglante suivie de réunion et pratiquée sous le couvert de l'antisepsie.

CHAPITRE QUATRIÈME

Nous n'avons pas à discuter le pronostic des hémorroïdes symptomatiques, si l'on admet que le flux hémorroïdal concourt à rétablir l'équilibre circulatoire dans certains états ou maladies constitutionnels : on comprend alors qu'on en ait proclamé l'utilité, et que, loin de le redouter, on l'ait, au contraire, provoqué.

Mais si l'on dénie à ces hémorroïdes veineuses la propriété de remplir un rôle presque salutaire, on doit les considérer comme des accidents, dont la gravité pronostique est, dans bien des cas, subordonnée au degré de la maladie principale et dont le traitement doit varier suivant les circonstances.

Quant au pronostic des hémorroïdes idiopathiques, de même qu'il y a de notables différences entre les manifestations des hémorroïdes externes et celles des hémorroïdes internes, de même il y a lieu de le considérer séparément pour chacune de ces deux variétés.

En règle générale, les hémorroïdes externes, sans accompagnement d'hémorroïdes internes, ne constituent pas une maladie offrant quelque gravité. Réduites à l'état de flaccidité ou d'induration, elles pourraient être regardées comme des quantités négligeables, si elles ne devenaient parfois le siège de poussées congestives un peu douloureuses et la cause de lésions cutanées, dont il convient, à tout point de vue, de prévenir le développement.

Quand les hémorroïdes se manifestent sous leur forme la plus pénible, c'est-à-dire à l'état de turgescence inflammatoire, elles ne donnent lieu qu'à des douleurs relativement peu accentuées. Cependant, chez quelques hémorroïdaires, elles revêtent parfois un caractère d'intensité dont il n'y a pas, il est vrai, à se préoccuper outre mesure, mais dont les conséquences sont de créer des ennuis de différentes sortes et d'apporter des entraves aux occupations ordinaires.

Exposé à de tels troubles morbides, si légers et

si rares qu'ils soient, l'hémorroïdaire n'est, à la vérité, ni un malade, ni un infirme ; mais il n'en est pas moins condamné à remédier à ces accidents le jour où ils apparaissent. Il a donc intérêt à en supprimer l'éclosion ou le retour, ce qu'il est facile d'obtenir par une ablation de tous les paquets variqueux flasques, turgescents ou indurés.

D'après les différences d'évolution que présentent les hémorroïdes internes, il est aisé de concevoir que leur retentissement sur la santé générale n'est pas toujours le même.

Dans les cas où elles ne déterminent ni pertes de sang abondantes, ni inflammation intense, ni étranglement, elles ne peuvent pas être considérées comme une affection grave. Abandonnées à elles-mêmes, elles n'en sont pas moins cependant la source d'incommodités gênantes ; soumises au traitement médical, elles en retirent un bénéfice réel, mais l'avenir n'est nullement assuré contre les récidives ; traitées par les moyens chirurgicaux, elles disparaissent avec toutes chances de ne pas récidiver.

Si ces hémorroïdes internes s'accompagnent souvent d'hémorragies, on voit se développer peu à peu tous les accidents de l'anémie et, suivant la période à laquelle elle est arrivée, on observe une diminution de l'énergie physique et morale qui rend impropre à toute occupation, ou un tel affaiblissement que la santé générale peut en être gravement compromise.

Lorsque de fréquents accidents d'inflammation et d'étranglement viennent compliquer les hémorroïdes procidentes difficilement réductibles ou irréductibles, ils provoquent de telles souffrances et ont un retentissement si défavorable sur le moral, que les malheureux malades ne tardent pas à tomber dans un véritable état d'infirmité. Une telle perspective est plus éloquente que toute espèce de raisonnement pour engager à traiter de bonne heure ces tumeurs procidentes par le moyen le plus propre à éviter toute récidive, c'est-à-dire par l'extirpation, si l'on a pleine liberté de choisir son mode d'intervention : à un passé périlleux succède alors un avenir exempt de tout incident.

CHAPITRE CINQUIÈME

QUELQUES REMARQUES SUR L'HYGIÈNE
DES HÉMORROÏDAIRES

Avant de rappeler quelle est la règle de conduite qui convient le mieux à toute personne atteinte d'hémorroïdes, il y aurait utilité, comme on le devine aisément, à exposer les préceptes hygiéniques auxquels devrait se soumettre tout candidat malgré lui à l'affection hémorroïdaire.

Malheureusement, parmi les caractères anatomiques et les manifestations morbides qui révèlent l'état constitutionnel de chaque individu, on ne découvre nul indice certain que celui-là deviendra plutôt hémorroïdaire que celui-ci. Ni les antécédents héréditaires, ni les antécédents personnels ne peuvent sûrement servir d'éclaireurs, et, dans la manière d'être de chaque jour, il n'est pas de signe indiscutable avant-coureur, qui puisse faire prévoir le développement de varices rectales.

Malgré cette incertitude de l'avenir ou plutôt à cause de cette inconnue, les préceptes de l'hygiène privée n'en doivent être observés qu'avec plus de rigueur. Ce sera le meilleur moyen de conserver intacte la santé et, par conséquent, de prévenir l'éclosion de ce qui, en particulier, est capable de favoriser la formation des hémorroïdes.

Quand ces dernières ont pris droit de domicile, il est possible d'en pallier les inconvénients en mettant en œuvre différentes précautions qui varient suivant l'étiologie de la maladie. De même que le médecin, lorsque l'on fait appel à son concours au moment des crises douloureuses, doit subordonner sa thérapeutique à la cause première du mal et à celle qui a provoqué les accidents du moment; de même l'hémorroïdaire sera averti que les soins hygiéniques sont différents selon que les hémorroïdes sont idiopathiques ou symptomatiques.

S'il a été déjà prévenu qu'elles ne sont sous la dépendance directe d'aucune inflammation aiguë ou chronique d'organes avoisinants, d'aucune maladie constitutionnelle, il est de son intérêt de faire chaque jour *une toilette soigneuse de la région anale* et de mettre en pratique *un régime propre à éviter toute récidive* ou, du moins, *à les rendre le moins fréquentes possible.*

Pour répondre à la première de ces indications et, par suite, pour annihiler l'irritation que déterminent parfois le passage du bol fécal et les frottements de papiers trop peu souples, des ablutions locales doivent être pratiquées, matin et soir, très régulièrement et très doucement, avec une éponge imbibée d'eau boriquée froide. Utiles en tout temps, ces ablutions le deviennent encore davantage quand il existe de la diarrhée ou de la rectite avec écoulement mucoïde prurigineux.

C'est dans ce dernier cas que de petits lavements froids boriqués sont particulièrement indiqués et doivent être renouvelés quotidiennement.

En général, ces ablutions et ces injections rectales sont suffisantes pour éteindre les démangeaisons, dont le contour anal devient assez souvent le siège. Lorsqu'elles persistent malgré l'emploi de ces moyens, l'application permanente pendant quelques jours d'un tampon de coton hydrophile imbibé de la même solution, amène très rapidement leur disparition, en empêchant, d'une part, tout frottement des tissus les uns contre les autres, et, d'autre part, en agissant favorablement sur les points irrités.

Nous venons de voir que la constipation doit être évitée, si l'on veut qu'un bol fécal, durci et rugueux, ne vienne pas, en traversant la filière ano-rectale, excorier la surface des bourrelets hémorroïdaires. A un autre point de vue encore, il est absolument nécessaire qu'elle ne se produise pas. Ne sait-on pas, en effet, qu'elle concourt à provoquer ou à accroître la stase veineuse, c'est-à-dire à favoriser le développement de la phlébectasie rectale?

Pour la prévenir, l'hémorroïdaire aura soin (et cela s'adresse particulièrement aux femmes des villes, qui ont la déplorable habitude de ne pas observer cette règle) de se présenter chaque jour à la garde-robe, à heure fixe, soit après l'un ou l'autre des repas, soit le matin, ou mieux encore le soir, le repos de la nuit étant une condition favorable à la réduction spontanée des tumeurs procidentes, et les soins de la toilette étant plus facilement exécutés à ces heures de la journée.

Dans les cas où ces précautions sont insuffisantes, il faut avoir recours aux lavements émollients et glycérinés, aux laxatifs et aux purgatifs doux, qui rendent les selles liquides et en facilitent l'expulsion. Les différentes préparations à base de magnésie, la rhubarbe, les thés purgatifs, les eaux laxatives, etc., sont les agents à préférer.

Si l'on se comporte de cette façon et si l'on contraint ainsi l'intestin à fonctionner tous les jours, il n'est nul besoin de faire des efforts de défécation pour obtenir un résultat satisfaisant, ce à quoi contribuera encore le choix d'un régime qui doit réaliser certaines conditions.

D'une manière générale, la vie doit être exempte de toute intempérance et de tout excès. Une nourriture frugale, composée de viandes légères, en quantité modérée, de poissons, de légumes frais bien cuits et de fruits mûrs constituera l'alimentation (voir plus haut, p. 159). Les mets irritants et épicés, les liqueurs fortement alcooliques, les infusions concentrées de café et de thé seront interdites. Il en sera de même des excès de coït, des excitations génésiques, des fatigues corporelles exagérées, de l'équitation et de l'usage de la bicyclette ou, du moins, de son abus; ce sont là autant de conditions susceptibles de gêner la circulation veineuse.

Au contraire un exercice modéré de chaque

jour en plein air, une friction sèche quotidienne sur tout le corps et la pratique de l'hydrothérapie auront une influence salutaire pour régulariser la circulation, et pour rendre plus réparateur le repos de la nuit, qu'on prendra sur un matelas de crin.

Ces préceptes hygiéniques, auxquels on pourra adjoindre l'usage interne de l'hamamelis virginica, trouvent également leur application, lorsque la maladie hémorroïdaire n'est que l'une des manifestations d'une lésion viscérale quelconque; mais alors il y a une autre indication à remplir simultanément : c'est de chercher, si faire se peut, à faire disparaître l'affection locale ou générale qui l'entretient ou bien à en enrayer la marche et les progrès, si elle revêt le caractère chronique.

A cet effet, il est indispensable de s'astreindre à suivre avec la plus grande exactitude les prescriptions, qui s'adressent à la maladie principale (prescriptions qu'il est impossible de rappeler dans cette étude pour chaque cas particulier).

Tel est l'ensemble des précautions rapidement résumées, qu'il convient de prendre dès les premiers temps du développement de la phlébectasie ano-rectale et dans les périodes d'intervalle des crises congestives. En les observant rigoureusement on a de nombreuses chances d'arrêter l'évolution des hémorroïdes et de se mettre à l'abri des accidents qui trop souvent les accompagnent dans le cours de leur existence.

TABLE DES MATIÈRES

TROISIÈME PARTIE

SYMPTOMATOLOGIE ET DIAGNOSTIC DES HÉMORROÏDES EXTERNES ET DES HÉMORROÏDES INTERNES

CHAPITRE PREMIER

CHAPITRE DEUXIÈME

CHAPITRE TROISIÈME

CHAPITRE TROISIÈME

CHAPITRE QUATRIÈME

CHAPITRE CINQUIÈME

FIN DE LA TABLE DES MATIÈRES.

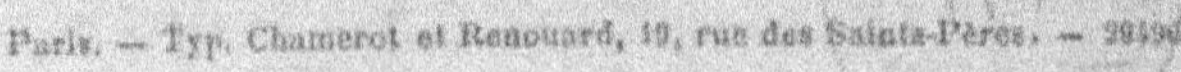

Paris. — Typ. Chamerot et Renouard, 19, rue des Saints-Pères. — 26496.

Bulletin

des

Annonces